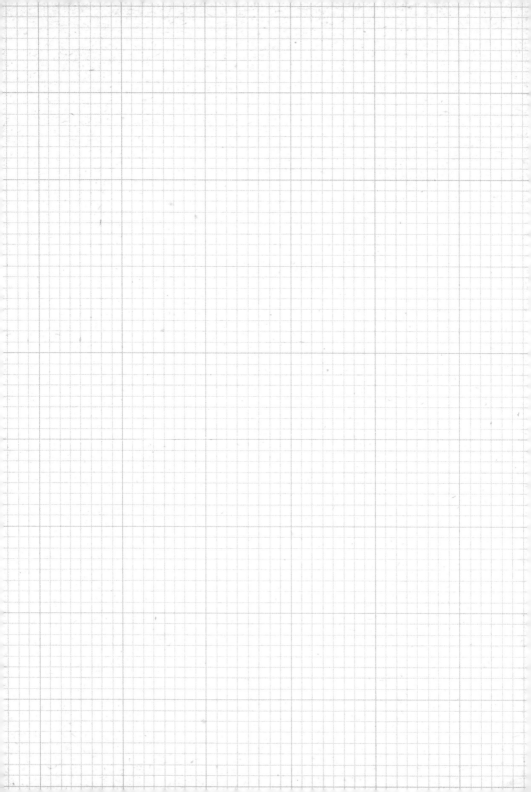

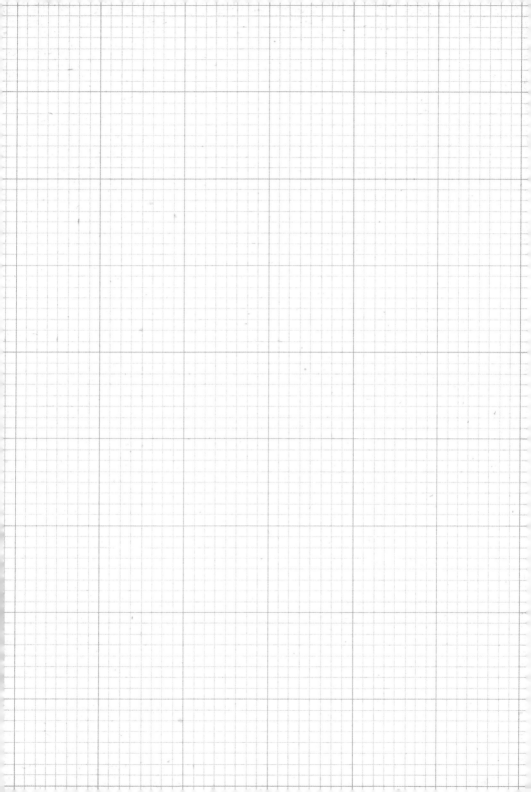

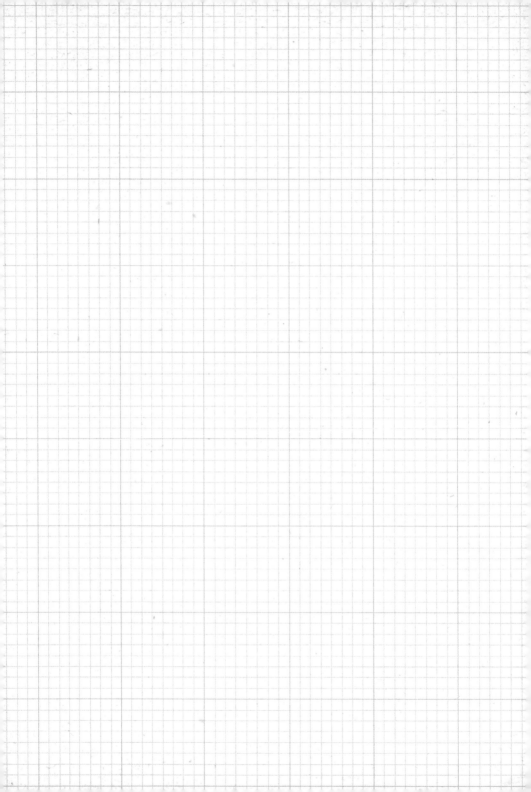

걷기만 해도
저절로 날씬해지는

다이어트 워킹

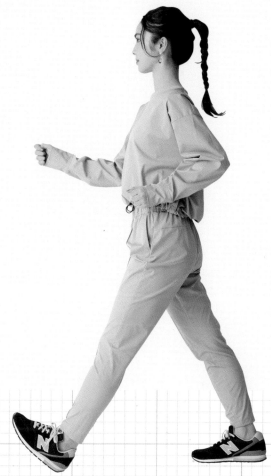

워킹 트레이너
나가사카 야스코 지음

정문주 옮김

즐거운상상

제대로 걸으면 누구나 아름다워질 수 있습니다

안녕하세요? 워킹 트레이너 나가사카 야스코입니다.

여러분은 어떤 아름다움을 원하시나요? 모델이나 배우를 보며 아름다움의 기준을 잡는 방법도 있겠지만, 저는 여러분이 다른 사람을 기준으로 삼지 말고 '자신만의 아름다움'을 목표로 삼았으면 좋겠습니다.

그러려면 스스로 만족할 수 있는 기분 좋은 하루하루를 보내는 것이 중요하겠지요.

자신만의 아름다움을 만들고 싶다면 '아름다워지는 습관', 즉 질 좋은 일상 동작을 하나하나 쌓는 것이 중요합니다. 일상의 동작은 습관이 되고, 나아가 우리의 생각과 몸을 만들기 때문이지요.

이 책은 기분 좋은 일상을 만들기 위해 일상 동작 중 가장 빈도가 높은 '워킹'의 질을 높이는 법을 소개하고 있습니다. '워킹'은 누구나 하는 생활 동작입니다. 워킹을 개선하면 따로 노력하지 않고도 '아름다워지는 습관'을 자연스럽게 익힐 수 있답니다.

여러분의 현재 모습은 여러분이 그동안 하루하루 어떻게 살아왔는지를 보여줍니다. 날마다 수천 번 반복하게 되는 '워킹'의 질을 높이면 여러분이 원하는 아름다움을 이룰 수 있습니다.

준비물도 필요 없습니다!
일단 책을 펼치세요!

따라 하다 보면, 틀림없이 여러분이 원하는 '건강한 아름다움'을 얻게 될 거예요. 아무쪼록 이 책이 여러분의 첫발을 끌어내는 마중물이 되기를 바랍니다.

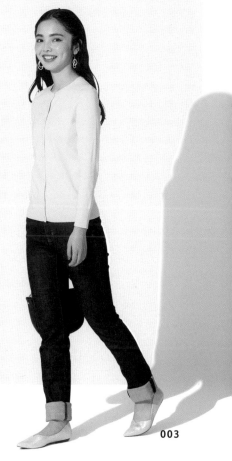

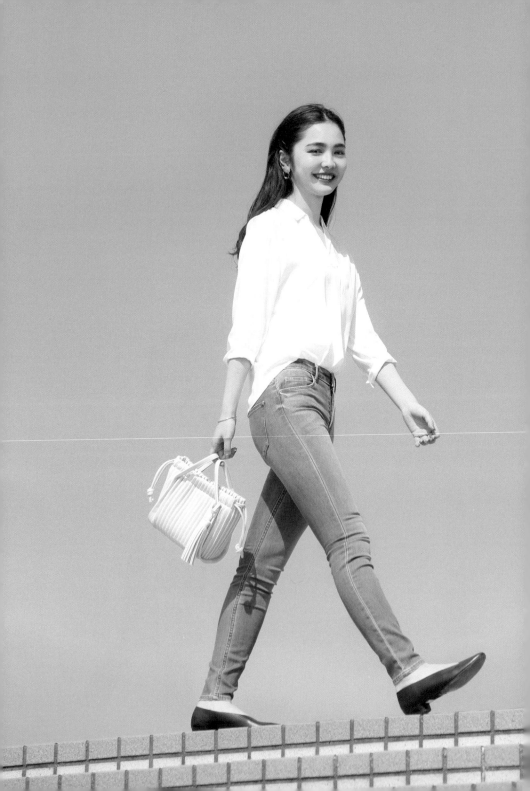

헬스장, 러닝이 필요 없다!
일상의 걷기를 운동으로 바꾸면
몸은 저절로 날씬해진다

체중을 줄이고 싶을 때, 몸의 탄력을 높이고 싶을 때, 여러분은 어떻게 하나요? '헬스장에 등록할까?', '달리기를 해야 하나?', '매일 윗몸 일으키기를 100개씩 해볼까?' 등등 온갖 궁리를 하지요?

단언컨대, 그럴 필요 없습니다!

왜냐하면 잘 걷기만 해도 살은 빠지기 때문입니다. 바쁜 와중에 '일부러' 트레이닝 시간을 만들기는 정말 어렵지요. 하지만 '워킹'은 출근할 때나 장 보러 갈 때처럼 매일 이동하는 시간에도 할 수 있습니다. 그렇습니다. 여러분은 이미 실천 중이라는 말입니다.

사실, 일상 동작만 잘해도 충분히 효과를 볼 수 있습니다. 그런데 '아무리 걸어도 살은 안 빠지더라.' 하는 분이 많지요. 많이 걸어도 살이 빠지지 않는다……. 이건 날씬해지는 워킹, 즉 '다이어트 워킹'을 하지 않아서 그런 거랍니다.

'무작정' 그냥 걷기만 해서는 효과를 보기 어렵습니다. 하지만 약간의 요령을 익히고 신경써서 걸으면, 걷기만 해도 지방이 활활 타고 몸에 탄력이 붙는 놀라운 경험을 할 수 있어요.

걷는 방법을 조금만 바꿔도
허리는 잘록, 다리는 늘씬
'다이어트 워킹'은 최강의 몸매 관리법

이 책은 누구나 매일 하는 동작인 '걷기'를 전신운동으로 바꾸는 '다이어트 워킹' 방법을 담았습니다. 아무리 열심히 걸어도 살이 빠지지 않는 이유는 잘못된 자세와 틀어진 무게 중심으로 인해 전신의 근육을 올바르게 움직이지 못하기 때문입니다.

근육을 골고루 쓰지 못하면 발끝으로 종종걸음 치기 쉽습니다. 그러면 허벅지와 종아리에 바깥살이 붙고, 다리가 쉽게 피곤해지며, 허리 통증도 생길 수 있지요.

'다이어트 워킹'을 하고 싶다면 먼저 자세와 무게중심 잡는 법부터 바꿔야 합니다. 그러면 골반의 위치가 안정되고 하체 근육을 골고루 쓸 수 있게 되지요. 다이어트 워킹을 하면 상체의 자세가 안정되고 전신의 근육을 원활하게 움직일 수 있게 됩니다. 거기에 더해 호흡법을 바꾸면 걷는 행위가 곧 지방이 타는 '유산소 운동'으로 변합니다.

이 모두가 오늘부터 쉽게 실천할 수 있는 내용입니다. 몸을 올바르게 쓰면 오래 걸어도 쉽게 피곤해지지 않습니다. 걷기가 점점 즐거워지고 몸이 점점 날씬해지는, 즐거운 '다이어트 선순환'을 경험할 수 있게 되지요.

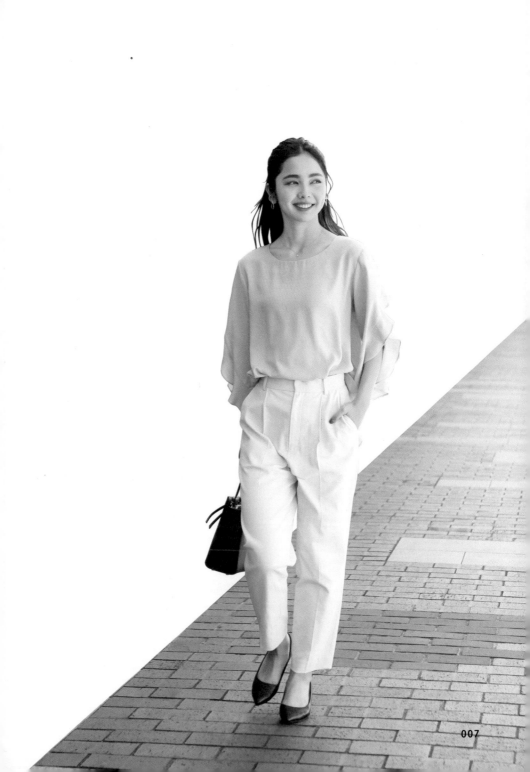

'다이어트 워킹'은 평소 복장과 신발로도 OK
집 안에서도 걸을 수 있어
걷기 습관 개선, 부위별 살 빼기도 쉽다!

'다이어트 워킹'을 하기 위해 일부러 운동화를 신고 운동복으로 갈아입을 필요는 없습니다. 평소 여러분이 신고 다니는 펌프스, 스니커즈, 힐에 외출하려고 입은 옷차림이면 충분하답니다. 각 신발에 맞는 방법으로 걸으면 지방 연소뿐 아니라 스타일 개선 효과까지 노릴 수 있어요.

'다이어트를 목표로 걸을 때는 손발을 크게 움직여야 하니까 남 보기 창피하다.'라고 생각하는 분들도 문제없습니다. '다이어트 워킹'은 지극히 자연스러운 움직임이니까요. 일상생활에 무난하게 접목할 수 있답니다.

본문에서는 이왕에 걷는 거, 다리의 군살도 빠지고 허리도 잘록해지면 좋겠다는 분들을 위해 부위별 '다이어트 강화 워킹'을 소개했습니다. 비 오는 날이나 늦은 밤에는 밖에 나가기 싫다는 분들을 위해서 집 안에서 걸을 수 있는 프로그램도 준비했어요.

또 걷기만 하면 다리와 온몸이 아프고 붓는 분들에게 걷기 습관 교정법과 걷기 좋은 몸을 만드는 방법까지 알려드립니다.

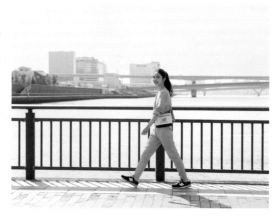

자, 그럼 오늘부터 '다이어트 워킹'을 시작해 볼까요? 일주일 뒤, 그리고 한 달 뒤에는 길을 걷다 유리창에 비친 여러분의 씩씩한 아름다움에 깜짝 놀라실 거예요.

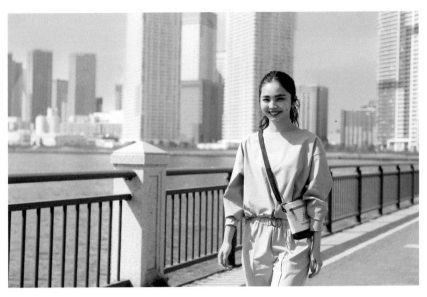

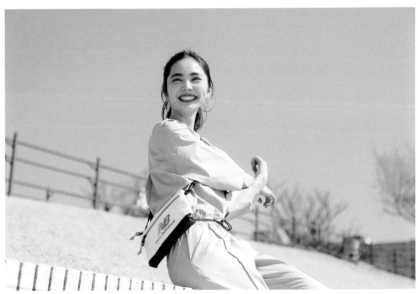

CONTENTS

1장

걷기를 운동으로 바꾼다

운동 효과를 극대화할 '다이어트 워킹'의 법칙

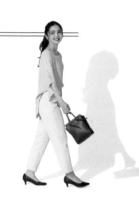

2장

걷는 방법을 바꾸면 몸도 달라진다

내 신발에 딱 맞는 '다이어트 워킹' 방법

3장

걷기만 해도 이상적인 체형이 완성된다

부위별 '다이어트 강화 워킹'

4장

맨발로도 걸어보자

집 안에서 '다이어트 워킹'

5장

바르게 걸을 수 있는 몸을 만들자

워킹 습관 바로잡기

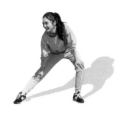

6장

피로를 풀어 내일도 걷고 싶게 만드는

워킹 후 발과 다리 케어

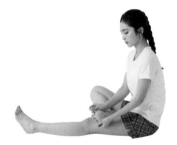

1장

걷기를 운동으로 바꾼다

운동 효과를 극대화할
'다이어트 워킹'의 법칙

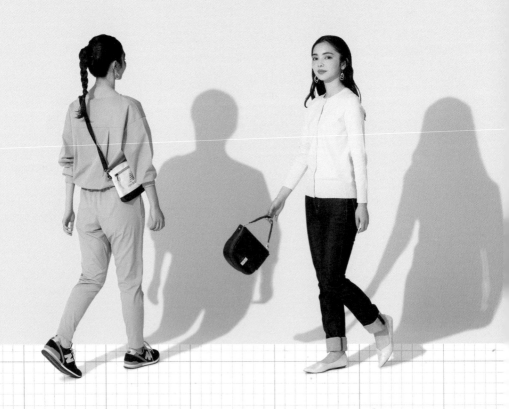

일상의 걷기를 '다이어트 워킹'으로 바꾸려면 세 가지 법칙만 기억하세요! '무게중심 위치', '상체 쓰는 법', '호흡 의식하기'입니다. 이것만 잘 지켜도 신진대사가 활발해지고 본격적으로 운동할 때와 버금가는 운동량을 얻을 수 있답니다!

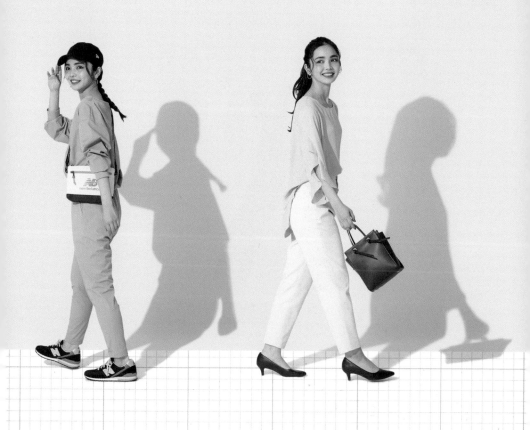

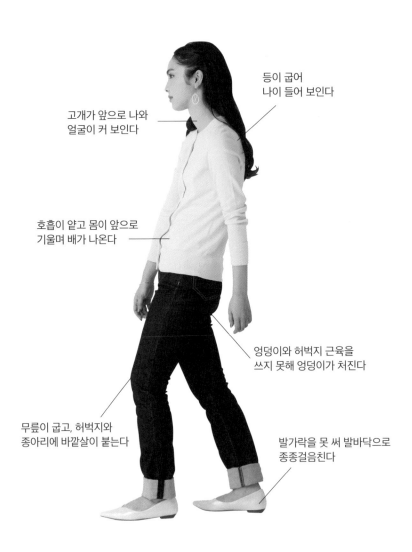

등이 굽어
나이 들어 보인다

고개가 앞으로 나와
얼굴이 커 보인다

호흡이 얕고 몸이 앞으로
기울며 배가 나온다

엉덩이와 허벅지 근육을
쓰지 못해 엉덩이가 처진다

무릎이 굽고, 허벅지와
종아리에 바깥살이 붙는다

발가락을 못 써 발바닥으로
종종걸음친다

세 가지 원칙만 지키면 다이어트 효과 쑥쑥!

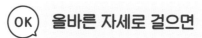

OK 올바른 자세로 걸으면

등이 곧게 뻗어
등 근육이 단련된다
▼
삐져나온
등살 안녕

배 주위 근육을
쓰게 된다
▼
통통배가
납작배로

골반이 바르게 자리 잡아
엉덩이 근육이 단련된다
▼
바짝 올라붙은
엉덩이

발가락을 이용해 걸으면
하체 근육을 모두 쓰게 된다
▼
탄력 있게
뻗은 다리

무릎이 펴져 허벅지
뒤쪽까지 쓰게 된다
▼
탄탄해진
허벅지 살

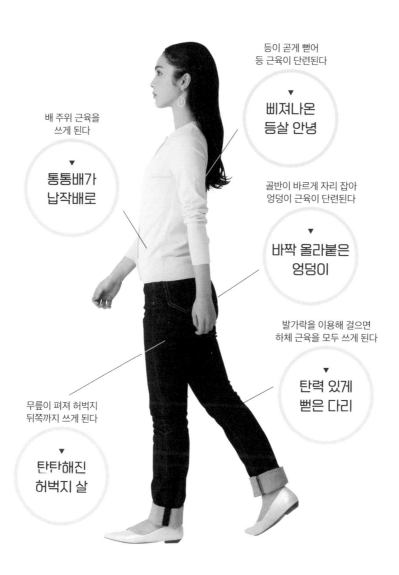

살 빠지는 근육이 붙는다!

발가락을 이용하며
무게중심은 발 안쪽으로

'다이어트 워킹'의 운동 효과를 높이려면 무게중심을 발 안쪽으로 옮겨야 합니다. 무게중심이 발 바깥쪽으로 가면 다리의 바깥쪽 근육만 쓰게 되어 허벅지와 종아리에 바깥살이 붙게 되지요. 부기와 요통, 무릎 통증의 원인이 될 수도 있습니다.

무게중심을 발 안쪽으로 옮기려면 무릎과 발끝을 항상 걷는 방향으로 향하게 하고, 보이지 않는 선을 양발 사이에 그어놓고 걸으면 됩니다. 또 발가락, 특히 엄지발가락과 검지발가락을 의식적으로 이용해서 걷는 것도 좋습니다. 양쪽 엄지발가락을 가지런히 모아 올바른 자세를 만든 뒤에 걷는 습관을 들여보세요.

무게중심을 안쪽에 두면서 걸으면 허벅지 안쪽과 뒤쪽, 엉덩이 등 하체 근육을 골고루 움직이게 되어 신진대사가 대폭 늘어납니다. 바깥살도 없앨 수 있으니 다리를 매끈하게 가꾸려면 꼭 실천해보세요.

하체 근육을
골고루 쓰면서
걸으면
신진대사가 UP!

허벅지 안쪽에 힘을 주면
배와 엉덩이도 움직인다

발가락을 이용하면서 발바닥 전체로 서면
자연히 무게중심이 발 안쪽으로 이동해 허
벅지 안쪽과 배가 긴장하게 되고 엉덩이도
올라붙는다. 발끝과 무릎이 정면을 향하도
록 의식하자.

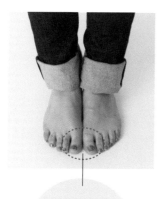

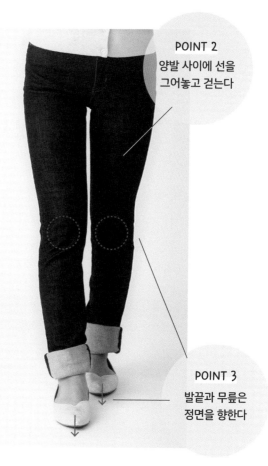

POINT 2
양발 사이에 선을
그어놓고 걷는다

POINT 1
엄지발가락을
모으고 선다

POINT 3
발끝과 무릎은
정면을 향한다

NG 허벅지 안쪽을 쓰지 않으면
허벅지는 튼실, 종아리엔 바깥살

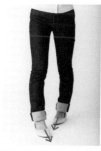
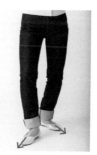

발끝이 안쪽을 향하면 허벅
지 안쪽에 힘이 들어가지 않
는다. 결국 하체 근육의 움직
임이 떨어지고 다리가 비틀
어질 수도 있다.

발끝이 밖으로 열리면 무게
중심이 새끼발가락 쪽으로
가서 안짱다리가 된다. 다리
바깥쪽에만 힘이 들어가므로
두둑한 바깥살은 덤이다.

OK 하체 근육 전체를 움직여
다리를 매끈하게

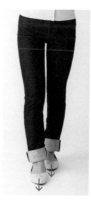

양쪽 엄지발가락을 가지런히
모아 선 뒤, 양발 사이에 그어
둔 보이지 않는 선을 중심으
로 걷는다.
무릎과 발끝은 늘 진행 방향
을 향하게 한다. 우리 몸은 발
바닥의 세 아치(p.94)가 떠
받치는데, 무게중심을 안쪽
에 두고 걸으면 아치가 무너
지지 않아 워킹이 안정된다.
하체 근육을 쓰면 다리가 탄
탄하고 매끈해진다.

상체를 세우고
어깨는 내려서 걷기

'다이어트 워킹'을 제대로 실천하려면 전신을 움직여야 하는데, 오른쪽 페이지의 NG 자세에서는 상체가 움직이지 않습니다. 상체부터 곧게 세워보세요.

법칙 1에서 설명한 대로 발가락을 써서 걷기만 해도 상체가 세워지지만, 더 제대로 된 자세를 만들려면 옆에서 봤을 때 귀, 어깨, 골반 맨 윗부분이 일직선이 되게 해야 합니다. 이 자세를 취하면 골반이 상하좌우로 흔들리지 않고 안정되지요.

또 어깨와 귀가 멀어지게 한다는 느낌으로 어깨를 떨어뜨리면 견갑골도 아래로 이동합니다. 이 자세로 걸으면 견갑골이 부드럽게 움직일 거예요. 견갑골과 골반을 잇는 등의 큰 근육이 움직이면 신진대사가 활발해진답니다.

법칙 2를 지키면 걸음을 내딛기도 쉬워지고 하체 근육을 잘 움직일 수 있게 될 거예요.

골반이 흔들리지 않아
상체가 안정된다.
전신의 근육을
써서 걸으면
신진대사가 더욱 UP!

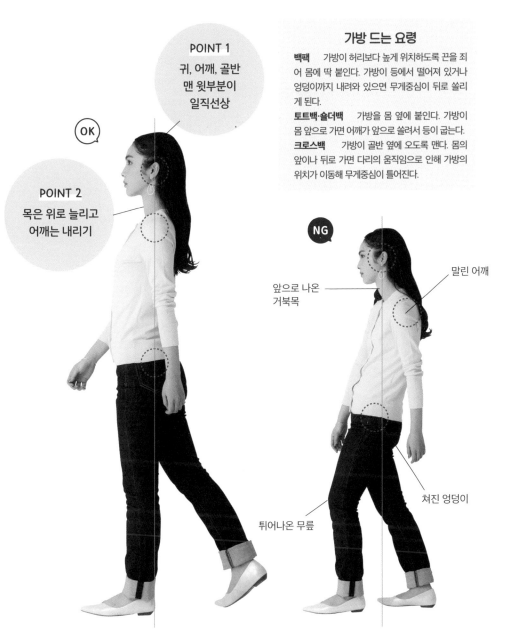

POINT 1
귀, 어깨, 골반
맨 윗부분이
일직선상

OK

POINT 2
목은 위로 늘리고
어깨는 내리기

가방 드는 요령

백팩　가방이 허리보다 높게 위치하도록 끈을 죄어 몸에 딱 붙인다. 가방이 등에서 떨어져 있거나 엉덩이까지 내려와 있으면 무게중심이 뒤로 쏠리게 된다.

토트백·숄더백　가방을 몸 옆에 붙인다. 가방이 몸 앞으로 가면 어깨가 앞으로 쏠려서 등이 굽는다.

크로스백　가방이 골반 옆에 오도록 맨다. 몸의 앞이나 뒤로 가면 다리의 움직임으로 인해 가방의 위치가 이동해 무게중심이 틀어진다.

NG

앞으로 나온
거북목

말린 어깨

쳐진 엉덩이

튀어나온 무릎

등과 하체 근육을 활발히 움직일 수 있다

이 자세로 걸으면 등 근육이 움직이고 팔이 자연스럽게 흔들린다. 등 근육이 움직이면 신진대사는 활발해진다. 골반과 연결된 하체 근육의 움직임도 향상된다.

상체 근육이 굳어 움직이지 않는다

허리가 뒤로 젖혀지면 배와 등 근육이 굳어 상체 근육이 움직이지 않는다. 따라서 많이 걸어도 신진대사가 활발해지지 않아 살이 잘 빠지지 않는다.

021

4초 들이쉬고
8초 내쉬면서 걷기

워킹은 산소를 이용해 지방을 태워서 에너지를 만들어내는 '유산소 운동' 입니다. 그래서 효율적으로 지방을 태우려면 몸속에 산소를 충분히 공급해야 하지요. 따라서 계속 심호흡하면서 걷는 것이 관건입니다.

숨쉬기라 하면 흔히 '들이쉬기'를 중요하게 여기지만, 정말 중요한 것은 '끝까지 내쉬기'예요. 숨을 끝까지 내뱉지 않으면 많이 들이마시기도 어렵기 때문이지요. 들이마시는 시간보다 두 배 길게 확실히 내뱉으세요.

심호흡을 하면 몸의 심층부 근육을 사용할 수 있어서 복부 속에서부터 탄력이 차오른다는 점도 큰 장점입니다.

산소 공급이 충분하면
지방 연소 효과가 커진다.
속근육까지
단련되어
뱃살도 쏙 들어간다.

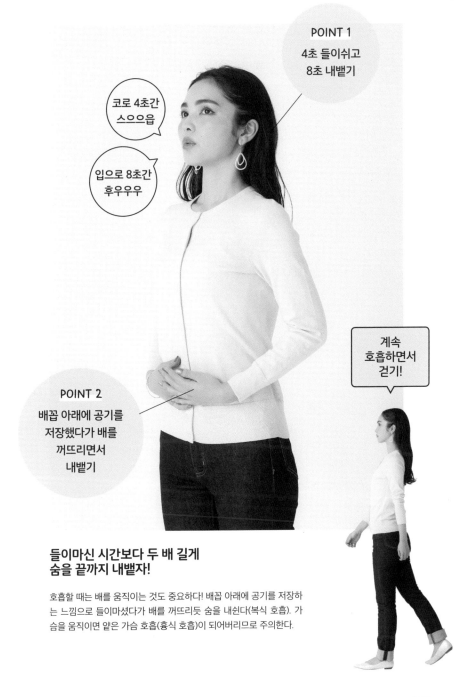

들이마신 시간보다 두 배 길게
숨을 끝까지 내뱉자!

호흡할 때는 배를 움직이는 것도 중요하다! 배꼽 아래에 공기를 저장하는 느낌으로 들이마셨다가 배를 꺼뜨리듯 숨을 내쉰다(복식 호흡). 가슴을 움직이면 얕은 가슴 호흡(흉식 호흡)이 되어버리므로 주의한다.

워킹은 마음까지 단련시킨다

살만 빠지는 게 아니다!

❶ 어떤 동작을 취해도 아름답게 보인다

'다이어트 워킹'을 하면 일상 속 자세도 좋아집니다. 자세만 아름다워도 '멋있는 사람'이라는 인상을 줄 수 있지요. 또 등을 곧게 뻗으면 손가락 끝의 움직임에도 변화가 생겨요. 서류를 건네는 동작, 젓가락질 등 여러분의 모든 동작에 당당함이 묻어날 거예요.

❷ 얼굴 라인이 슬림해지고 턱도 갸름해진다

워킹 후에는 몸만 바뀌는 것이 아닙니다. 몸의 지방이 전체적으로 빠지니까 얼굴 라인도 슬림해져요. 이중 턱 등 얼굴이 처지는 현상은 나쁜 자세 탓도 있어요. '다이어트 워킹'을 하면 자세가 좋아져서 턱도 갸름해진답니다.

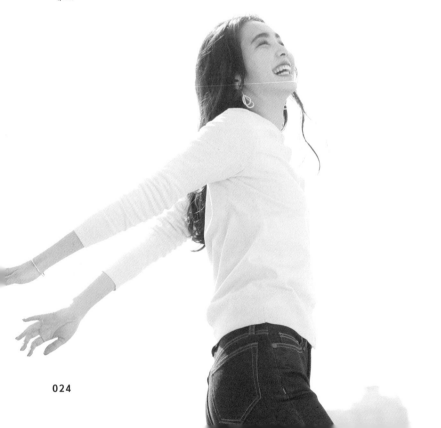

③ 모공, 여드름의 발생을 막아 피부를 아름답게

신진대사가 활발해야 피부도 건강한 상태를 유지할 수 있습니다. 그런데 혈액 순환이 나쁘면 신진대사가 저조해지지요. 그 결과 피부 건조, 여드름, 모공 확대를 부르게 됩니다. 하지만 '다이어트 워킹'을 하면 혈액 순환이 좋아지므로 신진대사가 촉진되어 피부 상태도 좋아집니다.

④ 장내 환경 정돈으로 변비 개선 & 면역력 증진

변비 원인 중 하나는 장 움직임 둔화입니다. 다리를 활발하게 움직이면서 걸으면 복근이 자극됩니다. 그러면 장의 움직임도 촉진되어 변비도 개선되지요. 또 면역 세포의 대부분이 장에 있으므로 장내 환경이 좋아지면 면역력 증진도 기대할 수 있습니다.

⑤ 우울한 시간이 줄어든다

걸으면 뇌 속의 '세로토닌'이 늘어난다고 하지요. 세로토닌은 행복감과 만족감을 부르는 호르몬입니다. 걸을 때 상쾌한 기분을 느끼는 것도 이 호르몬 덕분이에요. 그러니까 우울할 때는 집 안에 틀어박혀 있지 말고 나가서 걸으세요!

⑥ 집중력이 좋아지고 일의 효율이 쑥쑥 오른다

걸으면 뇌의 혈류도 좋아집니다. 그 결과, 뇌가 활성화되고 집중력도 좋아지지요. 생각을 많이 해서 지치고 아이디어가 떠오르지 않을 때는 워킹이 효과적입니다. 멍했던 머리가 맑아지고 생각지도 못한 아이디어도 마구 떠오를 거예요.

⑦ 혈액 순환이 좋아져 쉽게 피곤해지지 않는다

혈액은 몸에 산소를 운반하고 노폐물을 거둬들이는 역할을 합니다. 그래서 혈액 순환이 나쁠 때는 노폐물과 함께 피로도 축적되면서 몸이 쉽게 지치게 되지요. 워킹을 통해 전신 근육이 활성화되면 온몸의 혈액 순환도 좋아집니다. '쉽게 피곤해지지 않는 몸'으로 변하는 거지요.

2장

걷는 방법을 바꾸면 몸도 달라진다

내 신발에 딱 맞는
'다이어트 워킹' 방법

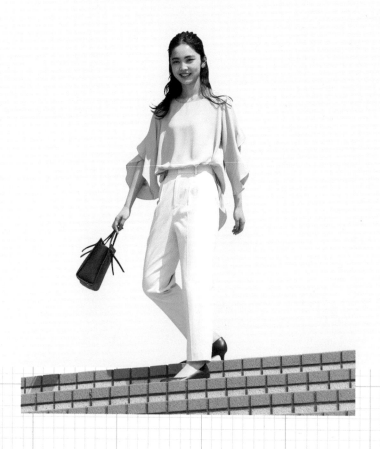

어떤 신발을 신든 '다이어트 워킹'을 제대로 실천하기만 하면, 걷기만 해도 살이 쏙 빠진답니다! 먼저 펌프스를 신고 기본 '다이어트 워킹'을 마스터해 봅시다. 스니커즈를 신은 날은 지방을 더 많이 태우고, 힐을 신은 날은 스타일 업을 시도해보세요.

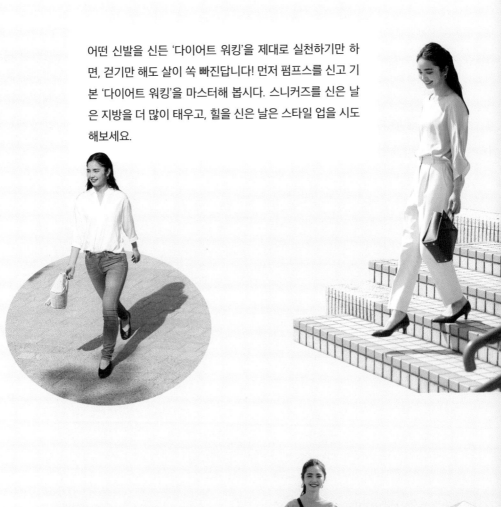

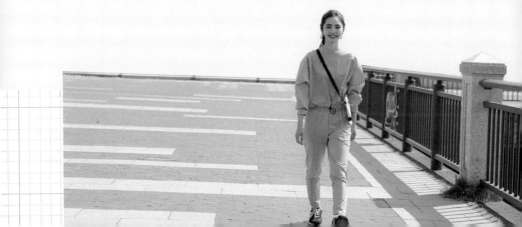

펌프스 워킹

일상 속 걷기를 운동으로 바꾼다

출퇴근할 때, 회사 내에서 또는 외부에서 이동할 때 무작정 걸으면 단순한 이동에 불과하지만, 신진대사를 활성화하는 요령을 익히고 펌프스 워킹을 한다면 그 시간을 운동 시간으로 바꿀 수 있어요.

첫 번째 요령은 바로 '다이어트 워킹의 법칙'(p.18~)을 확실히 적용하는 것이지요. 또 하나의 요령은 자세 유지랍니다. 계속 걷다 보면 자신도 모르는 사이에 등이 앞으로 굽거나 어깨가 한쪽으로 기울어지거나 무릎이 굽는 등 자세가 무너지기 쉽습니다.

그런 자세로는 신진대사를 활성화시킬 수 없습니다. 자세를 무너뜨리지 않으려면 다리를 내딛는 법, 들어 올리는 법이 중요합니다. 이 점을 고려하면서 걸으면 매일 걷기만 해도 운동량이 늘어날 거예요.

이게 바로 살 빠지는 펌프스!

☑ 발볼이 잘 맞을 것

발볼보다 신발 폭이 크면 걸을 때 신발 안에서 발이 놀게 된다. 그러면 걷기도 어려울 뿐 아니라 착지 시 충격이 커져 티눈, 굳은살 등의 원인이 된다.

☑ 발끝 쪽에 약 1cm의 여유가 있을 것

발이 땅에 닿을 때는 바닥과 체중 양쪽으로부터 압력을 받아 발가락이 눌리기 때문에 바닥에 닿는 면적이 커진다. 그 결과, 발끝이 꽉 조일 염려가 있으므로 여유 있는 신발이 좋다.

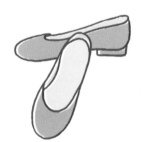

☑ 발꿈치가 딱 맞을 것

발끝으로 땅을 찰 때, 발꿈치가 벗겨지면 안 된다. 발꿈치가 잘 맞지 않으면, 땅을 찰 때 신발이 벗겨질 뿐 아니라 발꿈치가 쓸려 상처도 생길 수 있다.

☑ 발가락이 서로 겹치지 않을 것

신발 안에서 발가락이 서로 겹치면, 걸을 때 발가락을 쉽게 움직일 수 없어 땅을 세게 차기 어렵다. 다섯 발가락을 모두 이용해서 땅을 차는 것이 중요하다.

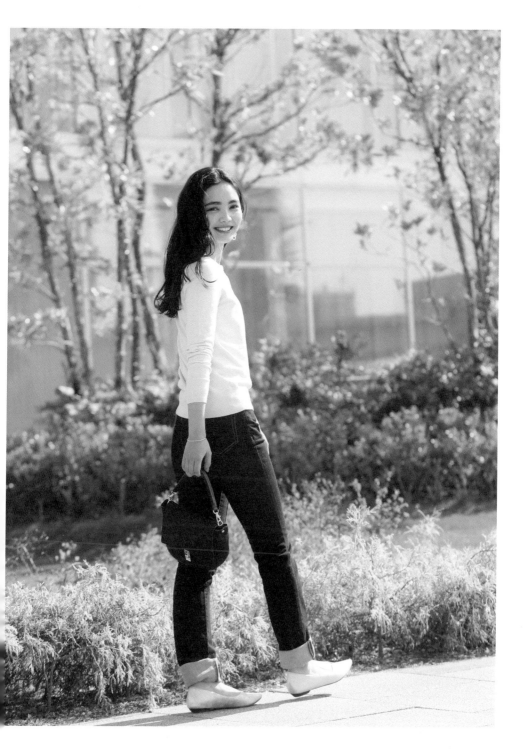

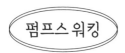

펌프스 워킹

허벅지부터 움직이되 자세를 유지하며 걷는다

상체를 안정시켜 걷는 것이 '다이어트 워킹'의 관건입니다.
허벅지부터 앞으로 나가게 하면 등줄기와 무릎이 쭉 뻗은 자세를 유지할 수 있답니다.

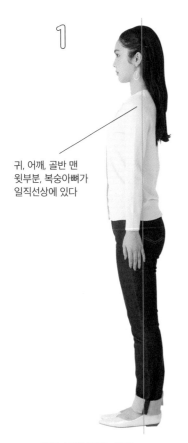

귀, 어깨, 골반 맨
윗부분, 복숭아뼈가
일직선상에 있다

등을 곧게 펴고 선다

양쪽 엄지발가락을 모아 선 뒤, 등과 무릎을
쭉 편다. 이때 발끝과 무릎은 정면을 향하고
허벅지 안쪽과 엉덩이, 배에도 힘을 준다.

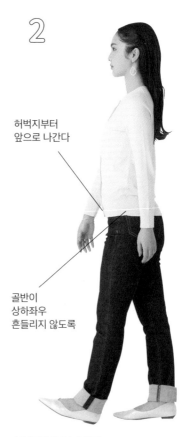

허벅지부터
앞으로 나간다

골반이
상하좌우
흔들리지 않도록

허벅지부터 나간다

왼쪽 다리를 무릎 아래부터가 아니라 허벅
지부터 움직여 내디딘다. 이때 양발 사이에
는 선을 그어뒀다고 생각하자. 발꿈치, 발바
닥 장심, 발끝 순으로 착지하며 다리 전체 근
육을 사용해 걷는다.

허벅지부터 움직이게 해야 상체 근육을 계속 쓰게 된다

허리를 뒤로 빼고 무릎 아래부터 내디디는 습관이 들면 등이 앞으로 말리게 된다. 허벅지부터 나가야 자세를 유지할 수 있고, 배와 등의 근육을 계속 움직일 수 있다.

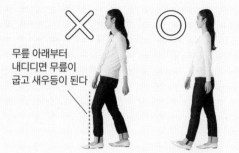

무릎 아래부터 내디디면 무릎이 굽고 새우등이 된다

3

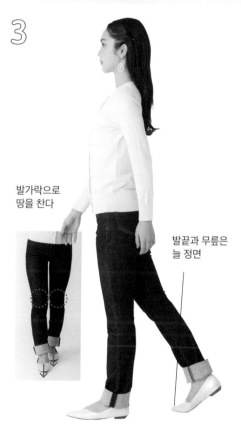

발가락으로 땅을 찬다

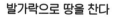

발끝과 무릎은 늘 정면

발가락으로 땅을 찬다

착지한 왼쪽 다리로 무게중심을 옮기고 나면, 오른쪽 다리는 엄지발가락과 검지발가락으로 땅을 세게 찬다. 땅을 차는 힘으로 무릎까지 쭉 편다. 발가락을 서서 걸으면 하체 근육을 쓰게 된다.

4

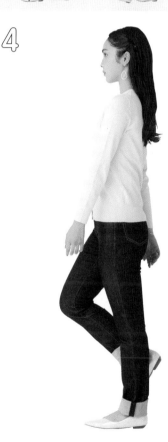

무릎을 들어 올린다

오른쪽 다리를 허벅지부터 들어 올려 무릎을 구부린다. 무릎을 너무 많이 들면 자세가 무너지므로 주의한다.

스니커즈 워킹

보폭을 넓혀 신진대사를 높인다

캐주얼한 옷차림이 잘 어울리는 휴일에는 스니커즈를 신고 지방을 마구 태워봅시다. 스니커즈는 발등을 완전히 덮는 점이 펌프스와 다르지요. 그래서 발끝으로 땅을 세게 차더라도 신발이 쉽게 벗겨지지 않아요.

땅을 세게 차면 그 반동으로 보폭을 넓힐 수 있으니 자연히 속도도 빨라질 거예요. 거기에 팔까지 열심히 흔들면 어깨 주위와 등 근육까지 자극되는 등 신진대사를 높일 수 있는 요소가 많답니다.

스니커즈 바닥이 발바닥 전체의 충격을 확실히 흡수할 수 있는 재질이면 오래 걸어도 쉽게 피곤해지지 않을 거예요.

이게 바로 신진대사를 높이는 스니커즈!

☑ 발 모양대로 구부러지는 바닥

신발 바닥이 적당히 구부러져야 발가락으로 땅을 찰 때 발가락의 움직임이 방해받지 않고, 발가락 힘을 충분히 발휘할 수 있다. 걸음걸이까지 부드러워진다.

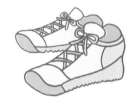

☑ 발등을 감싸는 부드러운 소재

소재가 부드러우면 발등과 신발이 밀착되어 일체감이 커지므로 걸을 때 편하다. 또 통기성이 좋으면 쾌적하게 오래 걸을 수 있다.

☑ 발목이 움직일 수 있는 구조

발가락으로 땅을 차고 발꿈치로 착지할 때, 발목을 유연하게 움직일 수 있으면 걷기도 편하고 근육의 활동량도 많아진다. 하이컷 스니커즈처럼 발목이 고정되는 스타일은 좋지 않다.

☑ 요철이 있고 두께가 적당한 바닥

걸을 때는 '발꿈치로 착지하고 발바닥을 거친 뒤 발끝으로 땅을 차는' 식으로 발바닥 전체를 쓰는 것이 중요. 신발 바닥의 울퉁불퉁한 골은 미끄러짐을 막아 발바닥을 이용한 워킹이 쉬워진다.

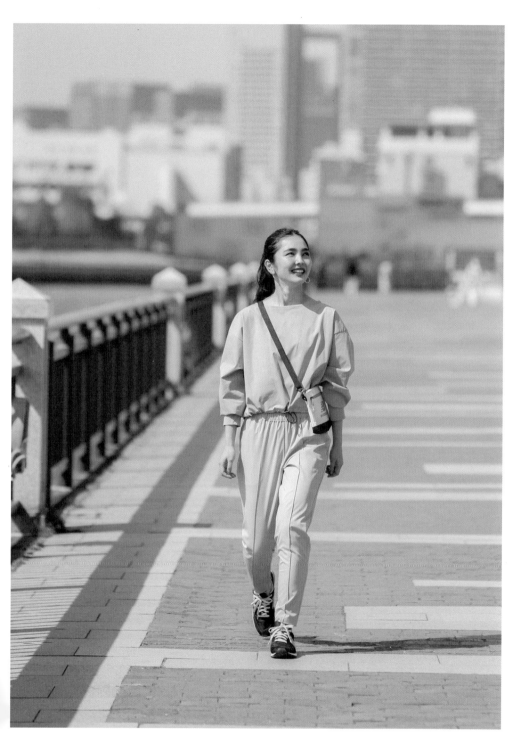

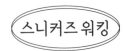

스니커즈 워킹

보폭을 1.5배로 넓히고 땅을 세게 찬다

스니커즈를 신고 걸을 때는 보폭을 평소의 1.5배로 넓혀 신진대사를 끌어올려 보세요.
보폭을 넓히려면 발가락으로 가능한 한 세게 차는 것이 중요합니다.

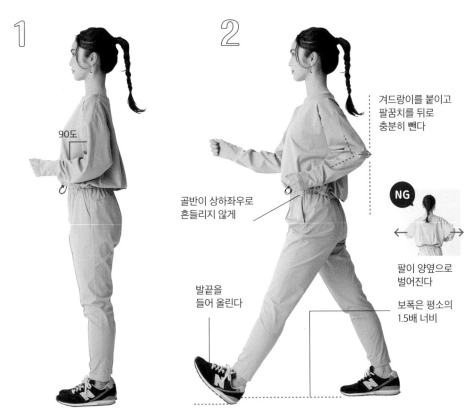

90도

골반이 상하좌우로
흔들리지 않게

겨드랑이를 붙이고
팔꿈치를 뒤로
충분히 뺀다

NG

팔이 양옆으로
벌어진다

발끝을
들어 올린다

보폭은 평소의
1.5배 너비

자세를 가다듬고 팔꿈치는 90도

귀, 어깨, 골반 맨 윗부분, 복숭아뼈가 일직선
상에 오도록 똑바로 선다. 겨드랑이는 딱 붙
이고 팔꿈치는 90도로 구부린다. 발끝과 무
릎은 정면을 향한다.

보폭을 1.5배로 넓히고 발꿈치로 착지

팔을 흔들면서 왼쪽 다리를 허벅지부터 내
디디되, 보폭을 평소의 1.5배 정도로 넓힌다.
양발 사이에 선을 그어두었다고 생각하며
걷는다. 발꿈치, 발바닥 장심, 발끝 순으로 착
지한다. 다리 근육 전체를 써서 걷는다.

발끝을 치켜들고 착지하면 종아리가 늘어난다

착지할 때 발끝을 치켜들면 종아리를 쭉 뻗게 되어 하체 혈액 순환이 좋아진다. 지방도 더 잘 타고 잘 붓지 않게 된다.

발등과 정강이의 거리를 좁게

발바닥 앞부분이 잘 보이도록 발끝을 치켜든다

종아리 근육이 늘어나면 온몸의 혈류가 좋아진다

3

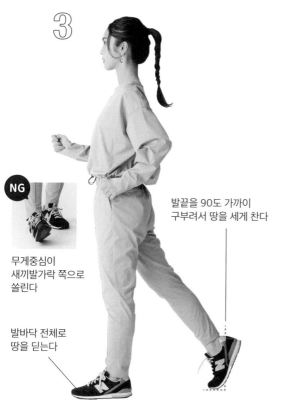

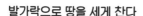

NG

무게중심이 새끼발가락 쪽으로 쏠린다

발바닥 전체로 땅을 딛는다

발끝을 90도 가까이 구부려서 땅을 세게 찬다

발가락으로 땅을 세게 찬다

착지한 왼쪽 다리로 무게중심을 옮기는 동시에 오른쪽 다리의 무릎을 펴고 엄지발가락과 검지발가락으로 땅을 세게 찬다. 발가락이 90도 가까이 구부러질 만큼 힘을 넣는다.

4

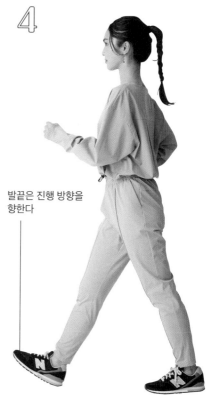

발끝은 진행 방향을 향한다

다리를 앞으로 크게 내디딘다

오른쪽 다리를 평소 보폭의 1.5배 정도 앞으로 내밀면서 발꿈치로 착지한다. 발끝은 치켜올리고 팔은 확실히 흔든다.

힐 워킹

배와 엉덩이 근육을 단련하는 기회로

굽 높은 구두를 신으면 무게중심이 앞으로 쏠립니다. 그러면 불안정한 자세의 균형을 잡기 위해 무릎과 허리를 굽히게 되어 잘못된 자세로 이어지기 쉽지요. 힐을 신을 때는 발가락으로 땅을 디디고 무게중심을 발바닥 장심의 중앙 부근에 두세요.

등과 무릎을 곧게 펴면 배에도 단단하게 힘이 들어갈 거예요. 이 상태를 유지하면서 걸으면 자연히 복근도 강화된답니다! 또 힐을 신었을 때는 발끝으로 땅을 세게 차면 신발이 벗겨지기에 엉덩이에 단단히 힘을 주게 됩니다. 이렇게 엉덩이 근육을 쓰면 힙업 효과도 얻을 수 있지요.

이게 바로 근육을 단련하는 힐!

☑ **발꿈치가 딱 맞을 것**
☑ **발가락이 겹치지 않을 것**
☑ **발볼이 딱 맞을 것**
☑ **발끝에 약 1cm의 여유가 있을 것**

발가락 뿌리 부근에
전용 쿠션을 넣으면 걷기 편하다

힐을 신으면 발가락 뿌리에 부하가 걸려 굳은살과 티눈이 생길 수 있다. 쿠션이 있는 앞꿈치 보호 패드를 쓰면 부하를 줄일 수 있다.

☑ **땅에 닿는 면적이 넓은 뚱뚱한 굽**

굽이 가늘면 안정감이 없어 자세도 무너지기 쉽다. 반면에 굽이 굵으면 땅에 닿는 면적이 넓어 착지가 안정된다. 덕분에 자세 유지도 쉬워 근육 단련 효과가 좋아진다.

☑ **발꿈치보다 약간 앞에 있는 굽**

굽의 위치가 발꿈치 바로 아래가 아니라 약간 앞에 와야 한다. 굽이 발꿈치 바로 아래에 있으면 무게중심이 너무 뒤로 쏠려 발바닥을 제대로 쓸 수 없다.

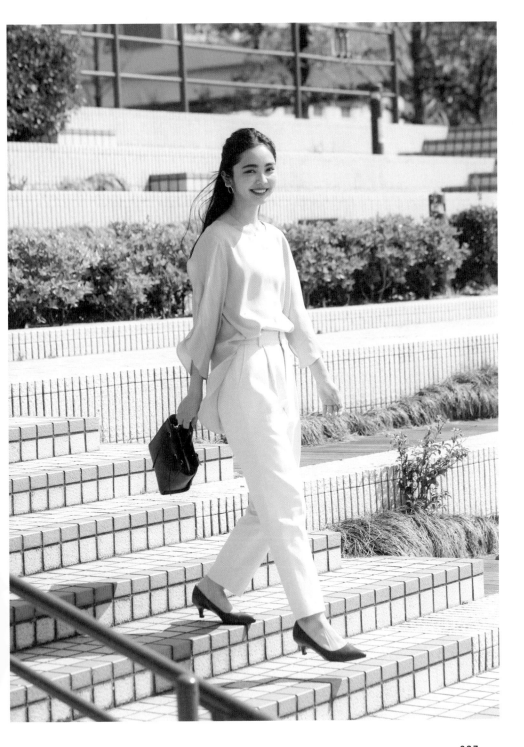

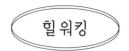
배와 엉덩이를 이용해 무게중심을 안정시킨다

배에 힘을 주어 상체를 꼿꼿하게 유지하는 동시에 엉덩이 근육으로 다리 움직임을 잘 지탱하세요.
무게중심이 안정되고, 배와 엉덩이도 단련할 수 있어요.

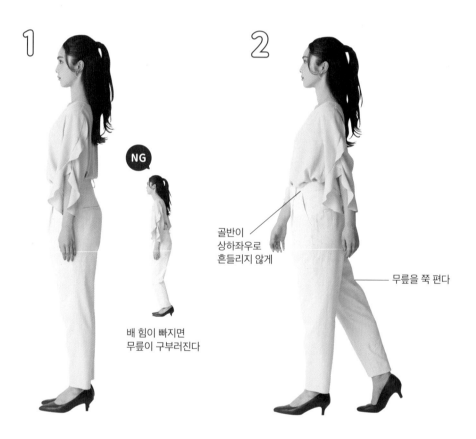

NG

골반이
상하좌우로
흔들리지 않게

무릎을 쭉 편다

배 힘이 빠지면
무릎이 구부러진다

단전에 힘을 주고 선다

발끝에 실린 무게중심을 발바닥 장심의 한 가운데로 이동시킨다. 상체를 지탱하기 위해 배꼽 아래 단전에 힘을 준다.

배를 이용해 앞으로

단전에 힘을 주면서 왼쪽 다리 허벅지부터 내디디되, 양발 사이에 그어둔 선을 중심으로 나아간다. 오른쪽 다리는 무릎을 쭉 펴고, 엄지발가락과 검지발가락으로 가볍게 땅을 찬다.

배에 계속 힘을 주어
근육을 단련

힐을 신고 올바른 자세를 유지하려면 배에 계
속해서 힘을 넣고 있어야하므로 자연히 배 근
육이 단련된다. 허리가 뒤로 젖혀지지 않게
주의해야 한다.

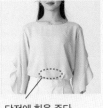

단전에 힘을 준다

허리를 젖히지 않고
등을 쭉 편다

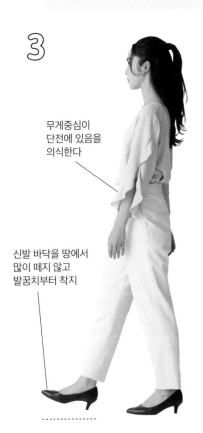

3

무게중심이
단전에 있음을
의식한다

신발 바닥을 땅에서
많이 떼지 않고
발꿈치부터 착지

상체를 곧게 펴서 유지

배와 엉덩이 힘으로 버티면서 상체를 위로
끌어올리고, 발꿈치부터 착지한다. 발끝을
많이 들어 올리면 발목이 틀어질 수 있으니
주의한다.

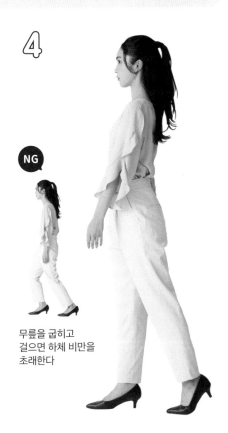

4

NG

무릎을 굽히고
걸으면 하체 비만을
초래한다

발바닥 장심에 무게중심을 싣는다

오른쪽 다리의 발끝이 땅에 닿으면, 그와 동
시에 무게중심을 발바닥 장심으로 옮긴다.
왼쪽 다리는 엄지발가락과 검지발가락으로
땅을 가볍게 차고, 무릎은 쭉 펴준다.

다이어트 효과를 높이는 외출 전 1분

워밍업

핵심 관절 세 곳을 부드럽게 풀어주면, 다리를 내딛는 동작이 매끄러워져
다이어트 효과까지 커진답니다.

발목 돌리기

1 바깥쪽으로 10번 돌린다

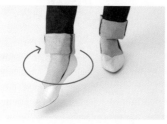

2 안쪽으로 10번 돌린다

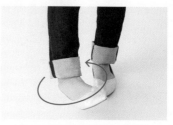

발끝을 바깥쪽으로 돌린다. 발을 들고 돌리기 어려우면 바닥에 대고 돌려도 좋다. 횟수는 10번.

바깥쪽으로 돌려서 관절이 풀어지고 나면 안쪽으로 돌리기도 수월해진다. 발끝으로 가능한 한 크게 원을 그리듯 10번 돌린다.

고관절 돌리기

1 바깥쪽으로 10번 돌린다

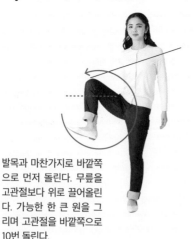

무릎이 고관절보다
위로 가도록
크게 돌린다

2 안쪽으로 10번 돌린다

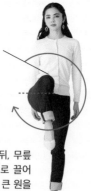

발목과 마찬가지로 바깥쪽으로 먼저 돌린다. 무릎을 고관절보다 위로 끌어올린다. 가능한 한 큰 원을 그리며 고관절을 바깥쪽으로 10번 돌린다.

자세를 바로잡은 뒤, 무릎을 고관절보다 위로 끌어올린다. 가능한 한 큰 원을 그리며 고관절을 안쪽으로 10번 돌린다.

〈 견갑골 돌리기 〉

1 손가락 끝을 어깨 위에 올리고
어깨를 내린다

컴퓨터 작업이 많은 사람은 어깨가 위로 솟
기 쉬우므로, 귀와 멀리 떨어뜨린다는 느낌
으로 어깨를 내려준다. 그런 뒤, 손가락 끝
을 어깨에 댄다.

2 가슴 앞에서
좌우 팔꿈치를 맞댄다

손가락 끝을 어깨에 댄 상태로 양 팔꿈치를
가슴 앞에서 맞댄다. 그런 뒤, 양 팔꿈치로
바깥쪽을 향해 원을 그린다. 어깨까지 확실
히 돌리는 것이 중요하다.

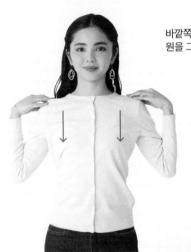

바깥쪽을 향해
원을 그린다

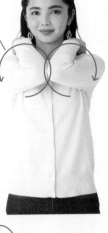

팔꿈치가 수직 위까지
올라가도록 한다

어깨에 올린 손가락 끝은
움직이지 않는다

3 원을 점점
크게 그린다

처음에는 작게 그리다가 서서히 원
을 키운다. 팔이 머리 옆을 지나가
도록 크게 그리되, 불편함을 느끼
지 않는 범위 내에서 돌린다.

계단, 경사길 워킹은 운동량 2배

평탄한 길보다 힘든 계단이나 경사길을 오를 때는 소비 칼로리가 2배로 늘어납니다.
하체 단련 효과도 크지요!

계단 워킹

계단에서는 자신도 모르게 몸이 앞으로 기울어지기 쉽다. 자세를 유지하려면 배에 힘을 줘야 하므로 힐 워킹(p.36)과 마찬가지로 배 근육을 단련할 수 있다. 발끝으로 걸어서 힙업 효과도 함께 얻자.

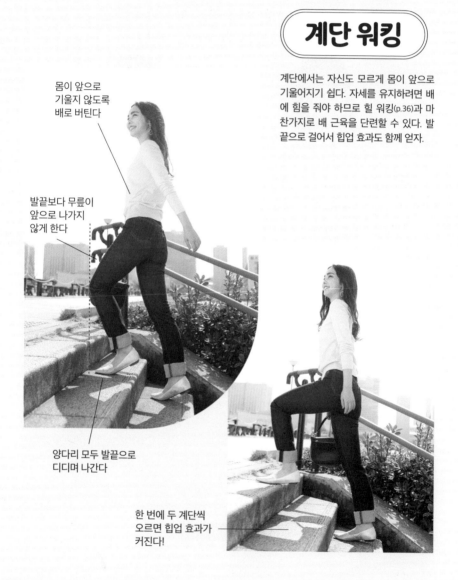

몸이 앞으로
기울지 않도록
배로 버틴다

발끝보다 무릎이
앞으로 나가지
않게 한다

양다리 모두 발끝으로
디디며 나간다

한 번에 두 계단씩
오르면 힙업 효과가
커진다!

경사길 워킹

오르막에서는 발바닥 전체로 땅을 디디며 걷는다. 땅을 세게 차면 엉덩이 근육을 잘 쓸 수 있다. 내리막에서는 발끝부터 착지한다. 보폭이 넓어야 걸음이 안정되고 하체 근육을 잘 쓸 수 있다.

엉덩이 근육을 이용해
경사길을 오른다

무릎을 쭉 펴고 발바닥
전체로 땅을 밟는다

착지도 발바닥 전체로

내리막에서는 보폭을 넓혀서
몸을 안정시킨다

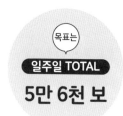

확실히 빠지는
워킹 스케줄

☑ 하루 80분(8천 보), 일주일 9시간 걷기

'하루 만 보' 걷기가 유행입니다. 그런데 만만치 않은 시간이 걸리지요. 하루 8천 보(시간으로 환산하면 약 80분)만 매일 걸어도 체중 감량 효과는 충분히 거둘 수 있습니다. 단, '다이어트 워킹'은 필수지요. 체격과 속도에 따라 효과에 차이는 있지만, 우선 8천 보(80분)를 기준으로 삼아보세요.

워킹을 지속하기 위한 요령

앱을 활용하면 기록도 가능해요

워킹 앱을 이용하면 매일 몇 보 걸었는지 그래프를 그리거나 소비 칼로리를 계산하는 등 다양한 기능을 활용할 수 있어요.
걸음 수에 맞춰 포인트를 적립할 수도 있으니 동기 부여에도 도움이 되겠죠?

외출하기 어려우면 실내에서 걸어도 OK!

비 오는 날 등 날씨를 걱정할 필요도 없어요. 워킹은 실내에서도 가능하니까(p.64) 요령만 익히면 충분한 다이어트 효과를 얻을 수 있답니다.
외출이 어려울 때는 집 안에서 걸어보세요. 날씬해지려면 매일 걸어야 합니다!

잠들기 2시간 전까지는 끝내세요

밤에 걷는 사람은 취침 2시간 전까지 워킹을 끝내야 합니다. 우리 몸은 운동 직후에는 흥분 상태로 잠들기 어려울 수 있어요.
수면 부족은 다이어트의 적! 양질의 수면을 위해서 워킹은 일찍 끝내는 것이 좋습니다.

☑ 매일 아침 7분만 걸어도 날씬해진다

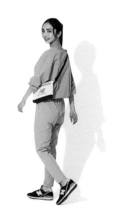

다이어트 효과를 높이는 요령 중 하나는 아침 워킹입니다!
매일 아침 7분만 걸어도, 근육이 깨어나 그날의 신진대사가
활발해지기 때문이지요. 아침마다 이를 닦고 세수를 하는 것
처럼 '매일 아침 최소 7분 걷기'를 습관화해 보세요.

☑ 시간이 없다면 계단 오르기나 빨리 걷기

'계단 오르기'는 평지 워킹의 두 배 가량의 칼로리가 소비됩니다. 또 평지
에서도 보폭을 넓혀 빠른 속도로 걸으면 운동량이 두 배가 됩니다. 시간이 없
는 사람은 워킹의 강도와 속도를 더해 효율적으로
칼로리를 소비해보세요.

피로가 쌓일 정도로 걷지는 마세요

매일 기진맥진할 정도로 걸으면 역효과가 납니다. 힘들어서 중단하기 쉬우니까 말이죠. 무릎이 상할 수도 있어요.
몰아서 많이 걷기보다는 꾸준히 걷는 습관이 효과적입니다.

아침 워킹 전에는 당질과 수분부터 보충

아침 워킹 전에는 당질과 수분을 보충하세요. 다이어트 중에는 아침밥을 거르는 사람도 많은데, 공복 상태에서 걸으면 저혈당을 초래하거나 수분 부족으로 탈수가 올 수도 있어요.

식후 1시간 내에 걸으면 혈당치도 떨어져요

소화가 잘되게 하려면 식후1~2시간은 운동을 피하는 것이 좋지요. 하지만 식후 한 시간 내의 운동은 혈당치를 떨어뜨리는 효과가 있다고 해요.
혈당치의 급상승은 비만을 부르기 쉬우니 가볍게 걸어보세요.

Let's start!
라이프 스타일별
프로그램

매일 8천 보라고 생각하면 부담스럽지만, 일주일 5만 6천 보(8천 보×7일)라고 하면 해볼 만하지 않나요? 자신의 라이프 스타일에 맞춰 목표 걸음 수를 달성할 프로그램을 짜 봅시다.

☑ 천 보=10분

☑ 계단 오르기, 경사길 걷기, 빠르게 걷기는 걸음 수를 두 배로 환산하세요.

사례 1

매일 꾸준히 걸을 수 있는 사람

매일 8천 보를 걸을 시간이 되는 사람은 출근이나 점심시간을 적극적으로 이용하거나 퇴근길에 장을 보는 등의 아이디어를 이용해서 꾸준히 지속해 보세요.

평일	
아침 출근	**3천 보**(30분)
점심시간	**천 보**(10분)
퇴근 후 장보기	**4천 보**(40분)

주말	
아침 산책	**2천 보**(20분)
아이쇼핑	**6천 보**(60분)

Clear!
일주일 TOTAL
5만 6천 보

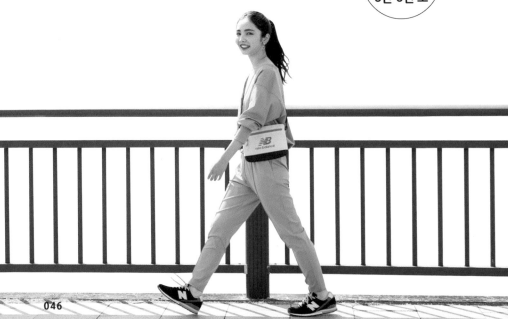

사례 2

평일에 시간이 많지 않은 사람

평일에 바쁘다면, 주말에 많이 걸으면 됩니다. 단 토, 일 연속으로 무리하면 피로가 쌓여 좋지 않아요. 몸에 무리가 가지 않을 정도로 조정하세요.

평일

아침 산책	**2천 보**(20분)
저녁 장보기	**천 보**(10분)
밤 산책	**3천 보**(30분)

토요일

장거리 산책	**만 6천 보**(160분)

일요일

아침 산책	**4천 보**(40분)
장보기	**3천 보**(30분)
식후 산책	**3천 보**(30분)

Clear!
일주일 TOTAL
5만 6천 보

사례 3

평일, 주말 모두 시간이 나지 않는 사람

주말에도 시간이 많지 않다면 강도와 속도를 높여서 짧은 시간 내에 걸음 수를 채웁니다. 빠르게 걷기나 계단 오르기는 평탄한 길보다 두 배의 운동 효과가 있으니 걸음 수를 두 배로 환산하면 됩니다.

평일

아침 출근을 빠른 걸음으로	**천 보** x **2**(10분)
사무실 내 이동	**천 보**(10분)
엘리베이터가 아닌 계단 이용	**500보** x **2**(5분)
점심시간 이동	**천 보**(10분)
퇴근을 빠른 걸음으로	**천 보** x **2**(10분)

주말

평탄한 길에서 아침 산책	**4천 보**(40분)
경사길이나 계단 이용	**1500보** x **2**(15분)
빠른 걸음으로 장보기	**천 보** x **2**(10분)
식후 산책	**1500보**(15분)

Clear!
일주일 TOTAL
5만 6천 보

워킹에 특화된
스니커즈는 따로 있다

스니커즈라고 다 좋은 건 아니다

스니커즈만 신으면 워킹 준비가 끝났다고 생각하시나요?
같은 운동화라 하더라도 달리기용은 무게가 가벼워야 하기에
바닥 쿠션감이 떨어지는 제품이 많습니다.
이런 신발을 신고 장시간 걸으면 발에 통증이 생길 수 있답니다.
워킹에 적합한 구조에 디자인도 뛰어난 스니커즈를 소개합니다.

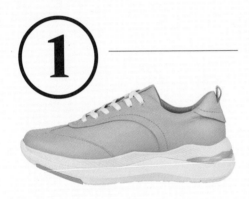

①

발끝 커브 덕에
가볍게 걸을 수 있다

이 제품의 최대 특징은 신발 바닥 앞부분의 커브. 위치와 각도, 단단한 소재, 배치 등을 고려한 커브 형상이 발목 부담을 덜어줍니다. 유광 가죽과 무광 가죽을 함께 쓴 고급스러운 디자인도 매력적.

PEDALA RIDEWALK(패달라 라이드워크) 레이스업 타입 1212A207 29,700엔 베이지(사진) 외에 세 가지 컬러 220~250mm / 아식스 저팬 / 직구 가능

발에 착 붙는
최고의 가죽 스니커즈

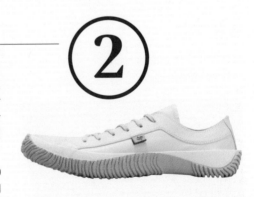

②

가볍고 부드러우면서 질기기까지 한 캥거루 가죽을 쓴 제품이에요. 신축성도 뛰어나 신는 순간 발에 착 붙습니다. 장인의 특수작업(Vulcanization)을 거쳐 탄생한 만큼 아웃솔이 잘 터지지 않고 전체 형태도 오래 유지됩니다.

SPINGLE MOVE(스핑글 무브) SPM-110 25만원대 아이보리(사진) 외 여덟 가지 컬러 225~295 / 스핑글 코리아

공기 힘으로
발바닥 아치를 떠받친다

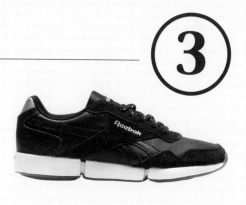

③

자체 기술인 'DMX 트리플 맥스 무빙 에어 테크놀러지'를 이용해 쿠션감을 극대화한 제품으로 공기의 힘으로 발바닥 아치까지 떠받쳐 줍니다. 가죽과 스웨이드를 이용한 심플한 디자인.

Daily DMX Leather(데일리 DMX 레더)
GW1092 10만원대 블랙(사진) 외 세 가지 컬러
220~260mm / 리복

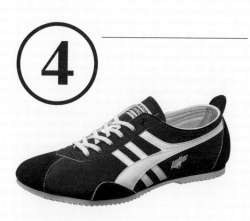

④

복고를 계승하되
기능성을 높였다

1970년대에 선풍적인 인기를 끌었던 명작 스니커즈를 다시 선보였군요. 오리지널 모델을 최대한 충실히 재현한 복고 스타일이 매력적입니다. 아웃 솔은 얇지만, 쿠션감이 뛰어난 인솔 덕에 쾌적하게 걸을 수 있어요. 동양인 발에 잘 들어맞는 설계라는 점도 좋습니다.

PANTHER DERA(팬더 데라) PTJ-0003
14,850엔 네이비(사진) 외 여섯 가지 컬러
230~280 ※그레이, 베이지는 230~250mm /
세카이초 유니언 / 직구 가능

걸음도 편하고
땀 찰 걱정도 안녕!

자체 개발 소재를 이용해 착지 시의 에너지 소모를 줄인 설계입니다. 또 잘 휘어지도록 아웃 솔 측면에 홈을 파 두는 등 걸음을 편하게 해줄 아이디어가 곳곳에 숨어 있어요. 방수성, 투습성이 뛰어난 소재 덕에 물의 침투를 막는 것은 물론이고 신발 속 열기까지 줄여줍니다.

ME-05 GTX B1GE2154 14,960엔 와인레드
(사진) 외 세 가지 컬러 225~280mm / 미즈노
/ 직구 가능

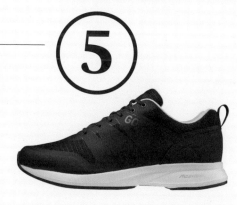

⑤

* 가격 정보는 변동될 수 있습니다.

3장

걷기만 해도 이상적인 체형이 완성된다

부위별
'다이어트 강화 워킹'

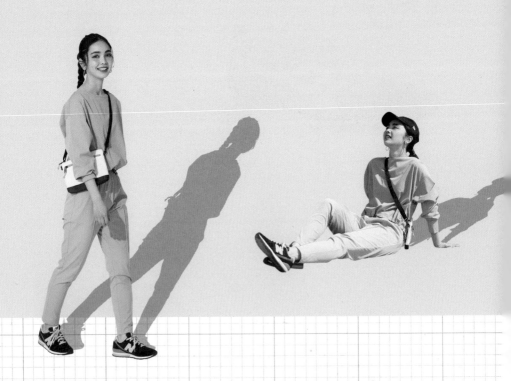

굵은 다리, 두툼한 뱃살, 출렁이는 팔뚝 살……. 고민은 이제 날려 버리세요. 부위별 다이어트 효과를 강화한 워킹 방법이 있으니까요. 밖으로 나가서 걸으세요. 걷기만 해도 신경 쓰이는 부위가 슬림해집니다.

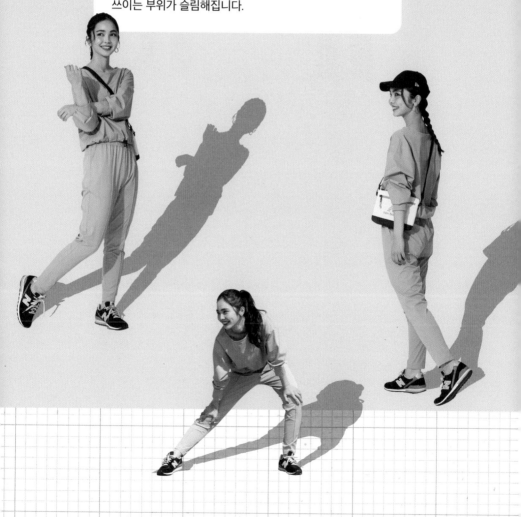

발목

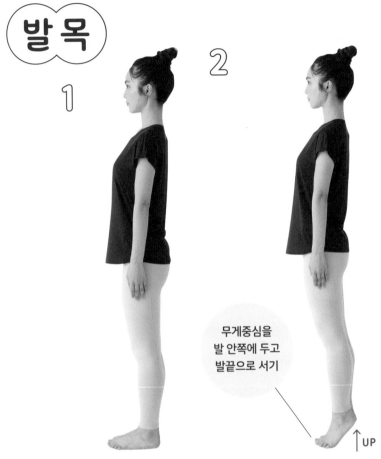

1

2

무게중심을
발 안쪽에 두고
발끝으로 서기

↑ UP

등을 곧게 펴고 선다

양발의 엄지발가락을 가지런히 모아 선다. 등을
쭉 펴고 귀, 어깨, 골반 맨 윗부분, 복숭아뼈가 일
직선상에 오도록 자세를 잡는다. 허벅지 안쪽,
배, 엉덩이에 힘을 준다.

자세를 유지하며 발끝으로 선다

무게중심을 발 안쪽에 둔 상태로 발가락으로 땅
을 세게 밀어 발끝으로 선다.

발끝 서기로 종아리를 자극하면 부기가 사라져 발목이 가늘어진다

발목이 굵어지는 주된 원인은 부기입니다. 사람의 몸은 중력의 영향으로 하체에 노폐물이 쉽게
쌓이는데 그렇기 때문에 발목이 잘 붓게 됩니다. 부기를 없애려면 혈액 순환을 개선해야 하지요.
피가 잘 흐르게 하려면 근육이 펌프처럼 힘차게 수축해야 하는데, 그 작용을 주로 담당하는 부
위는 종아리 근육. 그래서 발끝 서기로 종아리를 자극해 혈액 순환을 개선하는 것입니다. 혈액
순환뿐 아니라 림프액 순환까지 좋아지니 부기 빠진 날씬한 발목을 만들 수 있을 거예요.

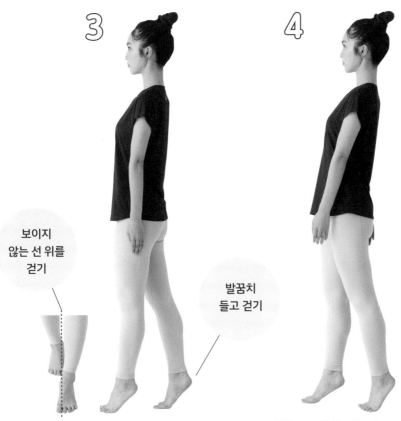

③

④

보이지
않는 선 위를
걷기

발꿈치
들고 걷기

선 위를 걷는다

발끝으로 서서 무릎을 굽히지 않고 의식적으로
허벅지부터 앞으로 내디딘다. 허벅지 안쪽 힘을
강화하기 위해 바닥에 그어놓은 보이지 않는 선
위에서 발걸음을 옮긴다.

발끝으로 서서 걷는다

배 힘으로 상체를 곧게 유지하면서 엉덩이에 힘
이 들어갈 정도로 발꿈치를 들고 전진한다.

POINT!

발끝으로 서서
종아리를 계속 자극한다

종아리 근육을 자극하면 혈액 순환
이 잘된다. 발목에 쌓인 노폐물이
혈액과 함께 밀려 나가므로 발목 둘
레가 가늘어진다.

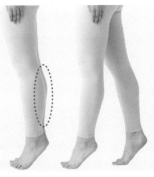

발꿈치는 들어 올
린 채로 유지한다.
발꿈치가 바닥에
닿으면 스트레칭
효과가 떨어진다.

허벅지

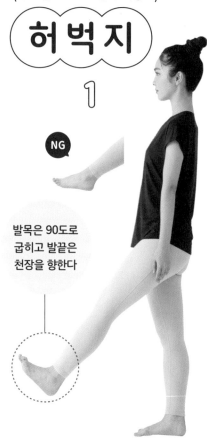

1

NG

발목은 90도로
굽히고 발끝은
천장을 향한다

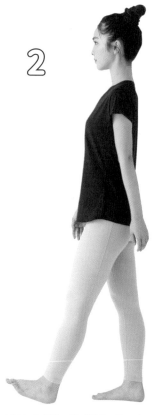

2

발목을 90도로 굽힌다

배 힘으로 상체를 지탱하면서 왼쪽 다리를 앞으
로 내민다. 무릎을 뻗고 발끝이 천장을 향하게
한다는 느낌으로 발목을 90도로 굽힌다.

보이지 않는 선 위를 걷는다

바닥에 선이 그어져 있다고 생각하고 그 위에 발
꿈치부터 착지한다. 허벅지 안쪽에 힘을 주고,
배 힘으로 자세를 유지한다.

발목을 90도로 굽혀 허벅지 안쪽을 자극하자. 허벅지가 가늘어지고 늘씬해진다!

허벅지 바깥쪽 근육이 과다하게 발달하면 바깥살이 두둑하게 붙지요. 허벅지 안쪽 근육을 쓰지
않고 바깥쪽에만 힘을 주어 걷기 때문입니다. 그런데 발가락으로 땅을 확실히 디디고 걸으면 허
벅지 안쪽 근육을 쓸 수 있게 됩니다.
여기서는 허벅지 안쪽 근육에 대한 자극을 한 단계 더 강화해 다리 라인을 정리하는 효과를 높
여 봅니다. 바닥에 그어놓은 가상의 선 위를 걸어서 허벅지 안쪽 근육을 자극해 늘씬한 다리를
만들어보세요.

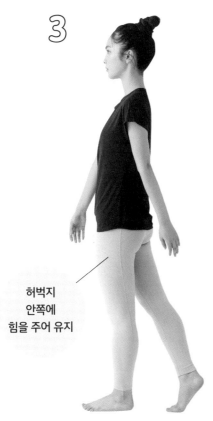

③

허벅지
안쪽에
힘을 주어 유지

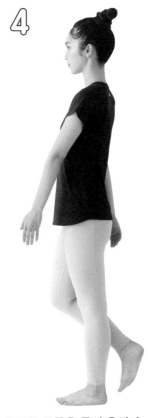

④

발가락으로 땅을 찬다

앞으로 내민 왼쪽 다리로 무게중심을 이동시키
는 동시에 오른쪽 무릎은 펴면서 발가락으로 땅
을 찬다. 허벅지 안쪽 근육에서 힘을 빼지 않도
록 주의.

오른쪽 무릎을 들어 올린다

오른쪽 다리의 허벅지부터 들어 올린 뒤, 무릎을
굽힌다. 등과 왼쪽 무릎은 곧게 편다.

POINT!

허벅지 안쪽 힘을 유지하면서
가상의 선 위를 걷는다

'다이어트 워킹'을 할 때는 가상의 선을 양
발 사이에 그어두고 걸었지만, 여기서는
가상의 선 위를 걷는다. 허벅지에 쿠션을
끼우고 걷는다는 느낌으로 허벅지 안쪽 힘
을 유지한다. 골반은 상하좌우로 흔들지
말고 늘 정면을 향하게 한다.

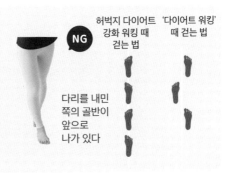

NG

허벅지 다이어트
강화 워킹 때
걷는 법

'다이어트 워킹'
때 걷는 법

다리를 내민
쪽의 골반이
앞으로
나가 있다

엉덩이

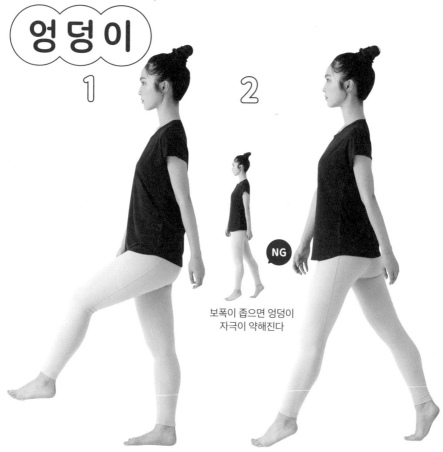

1

2

NG

보폭이 좁으면 엉덩이
자극이 약해진다

무릎을 구부리고 왼쪽 다리를 올린다

배 힘으로 상체를 곧게 펴는 동시에 왼쪽 다리를
내디딘다. 왼쪽 다리를 들어 올릴 때는 엉덩이
근육으로 지탱한다.

보폭을 넓히고 발끝부터 착지

왼쪽 다리는 보폭을 넓게 잡고 발끝부터 착지한
다. 이렇게 하면 허벅지 안쪽과 엉덩이 근육도
자극된다. 오른쪽 다리는 무릎을 쭉 뻗고 발가락
으로 지면을 찬다.

넓은 보폭, 발끝 워킹으로 엉덩이 근육을 단련하자

'다이어트 워킹' 때는 발가락으로 땅을 차는 순간에 엉덩이 근육이 짧게 자극되지요. 그런데 여
기서는 보폭을 넓게 잡기 때문에, 땅을 차는 힘도 커져서 엉덩이 힘을 최대한 쓰게 됩니다.
평탄한 길에서는 골반을 의식하면서 걸음을 내디디는데, 여기서는 계단을 오를 때처럼 엉덩이
근육으로 무릎을 들어 올립니다. 보폭을 넓힘으로써 엉덩이 자극을 강화하는 것이지요. 탄탄하
게 올라붙은 엉덩이를 만들어보세요!

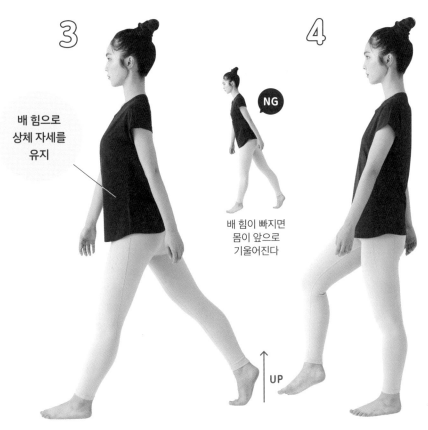

3

배 힘으로
상체 자세를
유지

NG

배 힘이 빠지면
몸이 앞으로
기울어진다

4

UP

오른쪽 발가락으로 땅을 세게 찬다

왼쪽 다리가 발바닥 전체로 지면을 디디면 몸이
앞으로 쑥 나간다. 배 힘으로 상체를 곧게 유지
하면서 오른쪽 다리를 세게 찬다.

POINT!

엉덩이와 허벅지 뒤쪽에
강한 힘이 들어갈 때까지
발꿈치를 들어 올린다

엉덩이 다이어트 강화 워킹을 할 때는 발
가락으로 땅을 세게 차면서 발꿈치를 최대
한 들어 올리는 것이 중요하다. 1, 2 동작에
서 보폭을 넓힐수록 3의 차는 동작은 강해
진다.

무릎을 구부려 오른쪽 다리를
들어 올린다

배 힘으로 상체를 곧게 유지하는 동시에 엉덩이
근육으로 지탱하면서 오른쪽 다리를 땅에서 들
어 올린다.

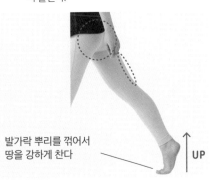

발가락 뿌리를 꺾어서
땅을 강하게 찬다

UP

배

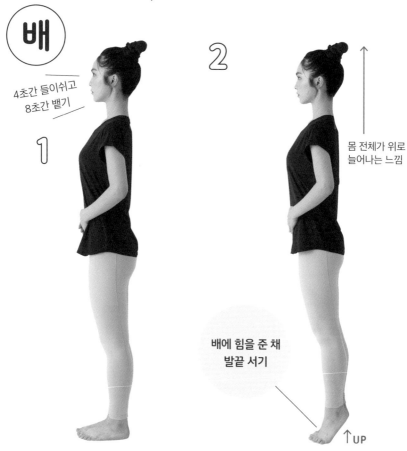

4초간 들이쉬고
8초간 뱉기

1

2

몸 전체가 위로
늘어나는 느낌

배에 힘을 준 채
발끝 서기

↑UP

자세를 잡고 숨을 깊게 쉰다

등을 곧게 펴고 선 상태에서 배꼽 아래에 손을 댄다. '4초간 들이쉬고 8초간 내쉬기'(p.22)를 세 번 반복.

양발 모두 발끝으로 선다

배 힘으로 상체를 곧게 유지하면서 양발 발꿈치를 들어 올린다. 발가락으로 땅을 확실히 디뎌 균형을 잡고 무릎을 편다.

심호흡까지 더해진 발끝 워킹으로 통통배를 납작배로

심호흡하면서 걷기는 '다이어트 워킹'의 법칙 중 하나입니다. 배의 속 근육을 자극할 수 있지요. 걷기 전에 심호흡 과정을 더해 뱃살에 대한 다이어트 효과를 높여보세요. 이 상태에서 발끝으로 걸으면 배의 바깥 근육에도 자극이 가지요. 속 근육과 바깥 근육을 함께 자극해서 뱃살을 쏙 빼 보세요.

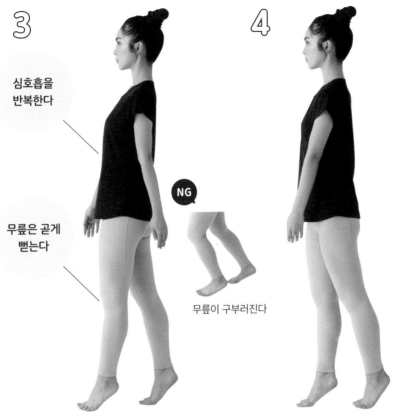

3

심호흡을
반복한다

무릎은 곧게
뻗는다

NG

무릎이 구부러진다

4

왼쪽 다리를 앞으로 내디딘다

심호흡을 반복하며 왼쪽 다리를 한 걸음 내디딘
다. 발가락으로 땅을 디디며 무게중심을 발바닥
장심의 중앙으로 유지한다. 무릎을 굽히지 말고
균형을 잡는다.

발끝으로 서서 오른쪽 다리를 앞으로

등과 무릎을 곧게 펴고 배 힘을 이용해 상체를
지탱한다. 자세를 유지하면서 오른쪽 다리를 한
걸음 내디딘다. 시선은 정면 앞을 바라본다.

POINT!

워킹 전에도 심호흡으로
속 근육을 강화하자

코로 4초간 들이마시고 8초간 내쉰다.
심호흡을 하면 배의 속 근육이 강화된다.
이렇게 하면 뱃살이 탄탄하게 정리될 뿐
아니라 신진대사도 활발해진다.

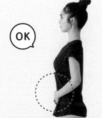

OK

배꼽 아래에 공기를 저장하는
느낌으로 들이마셨다가 배를
꺼뜨리며 내쉰다

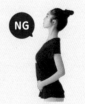

NG

가슴을 움직이는 얕은
호흡을 한다

등

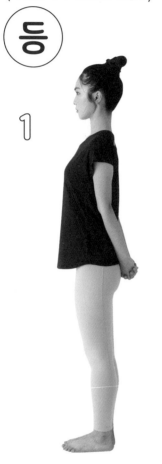

1

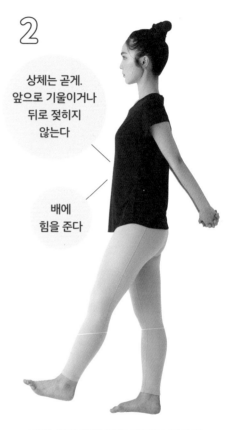

2

상체는 곧게. 앞으로 기울이거나 뒤로 젖히지 않는다

배에 힘을 준다

등 뒤에서 깍지를 낀다

등을 곧게 펴고 귀, 어깨, 골반 맨 윗부분, 복숭아 뼈가 일직선상에 오도록 해서 선다. 등 뒤에서 양 손을 깍지 끼고 좌우 견갑골을 중앙으로 모은다.

팔을 뻗으면서 왼쪽 다리를 앞으로

팔은 깍지 낀 양손이 등에서 멀어지도록 뻗고, 견 갑골은 중앙으로 모아 아래로 내린다. 배에 힘을 주어 자세를 유지하면서 왼쪽 다리를 내디딘다.

등 뒤에서 깍지를 끼고 팔을 뻗으면 등의 군살이 정리된다

등은 일상생활에서 움직일 기회가 적은 부위지요. 게다가 어깨가 앞으로 말리면 등살은 옆으로 퍼지면서 자리를 잡고, 쓰지 않는 근육 주변에 지방이 점점 쌓이게 됩니다. 사실 등에도 지방이 쉽게 쌓인답니다. 등에서는 견갑골이 중요해요. 등에 있는 큰 근육들과 이어진 견갑골을 자극하 는 워킹으로 단단히 자리 잡은 등살을 정리해봅시다.

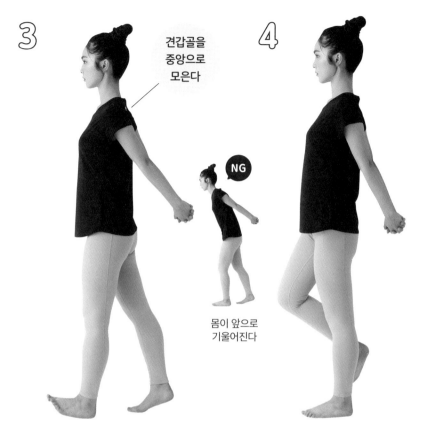

3

견갑골을
중앙으로
모은다

NG

몸이 앞으로
기울어진다

4

자세를 유지하면서 발꿈치로 착지

왼쪽 다리를 발꿈치부터 착지한다. 무릎이 구부
러지지 않고, 몸이 앞으로 쏠리지 않도록 배에
힘을 주어 버틴다. 중앙으로 모은 견갑골은 아래
로 내린 상태를 유지한다.

오른쪽 다리의 무릎을 들어 올린다

오른쪽 다리를 허벅지부터 들어 올리는 동시에
무릎을 굽힌다. 팔의 위치와 자세는 정확히 유지
한다.

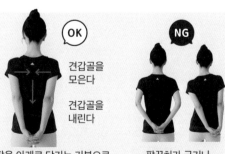

POINT!

견갑골을 안으로
내려서 등을 자극하자

좌우 견갑골을 중앙으로 모으는 동
시에 팔을 아래로 내린다. 옆으로
퍼져있던 견갑골 주변 근육을 움직
이면 연결된 다른 등 근육까지 자극
할 수 있다.

OK

견갑골을
모은다

견갑골을
내린다

팔을 아래로 당기는 기분으로
내리면 견갑골도 내려간다

NG

팔꿈치가 굽거나
팔이 한쪽으로 쏠린다

팔뚝 살

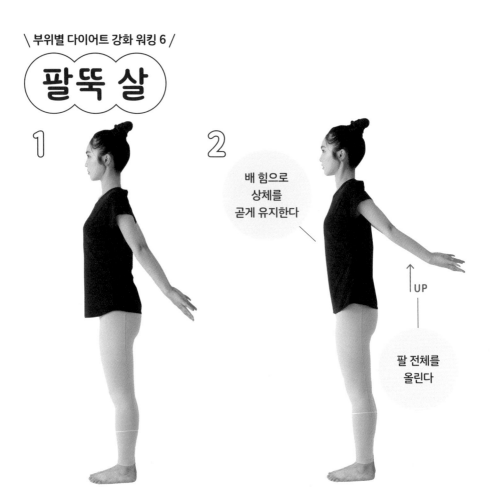

1

2

배 힘으로
상체를
곧게 유지한다

↑ UP

팔 전체를
올린다

팔을 뒤로 뻗는다

등을 곧게 펴고 귀, 어깨, 골반 맨 윗부분, 복숭아
뼈가 일직선상에 오도록 자세를 잡는다. 팔을 뒤
로 뻗고 팔꿈치를 편다. 손바닥은 천장을 향한다.

손바닥으로 공기를 밀어 올린다

손바닥으로 공기를 밀어 올리는 기분으로 팔 전
체를 올린다. 이때 팔 움직임을 따라 몸이 앞으
로 기울거나 뒤로 젖혀지지 않도록 주의한다.

팔 전체로 공기를 밀어 올려 팔뚝 살과 체간을 단련하자

팔 안쪽, 이른바 알통이 생기는 부위는 가방만 들어도 움직임이 생기지만, 바깥쪽 근육은 그다지
쓰임새가 없어요. 그래서 팔뚝 살이 축 늘어져 출렁거리는 경우가 많습니다.
팔을 뒤로 뻗어 공기를 밀어 올리듯 들어 올리면 늘어진 팔뚝 살에 짜릿한 자극이 전달될 거예
요. 이 상태로 걸으면 몸이 앞으로 기울어지기 쉬운데 이를 막기 위해 배에 힘이 들어가니 복근
강화 효과도 볼 수 있답니다.

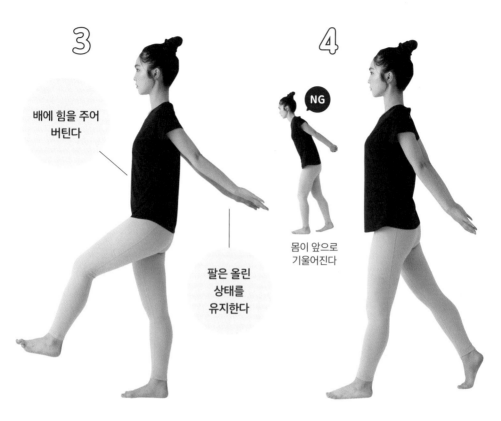

배에 힘을 주어
버틴다

팔은 올린
상태를
유지한다

NG

몸이 앞으로
기울어진다

왼쪽 다리를 올려 크게 내디딘다

왼쪽 다리를 올려 앞으로 내디딘다. 팔을 뒤로
올리고 걸으면 몸이 앞으로 기울어지기 쉽지만,
보폭을 넓히면 자세를 유지하기 쉽다.

자세를 유지한 상태로 착지한다

몸이 앞으로 기울어지지 않도록 배에 힘을 주고
버티면서 왼쪽 다리를 착지한다. 오른쪽 다리는
무릎을 펴고 발가락으로 땅을 세게 찬다.

POINT!

밀어 올리는 동작으로
팔뚝 살을 자극하자

팔은 자연스럽게 아래로 내린 상태에서 그
대로 뒤로 뻗어야 한다. 팔이 구부러지거
나 바깥쪽으로 벌어지면 효율적으로 자극
을 줄 수 없다. 이때 손바닥은 천장을 향한
채 공기를 밀어 올리는 느낌으로 팔을 들
어올려야 뻗은 상태를 유지하기 쉽다.

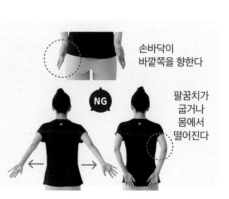

손바닥이
바깥쪽을 향한다

NG

팔꿈치가
굽거나
몸에서
떨어진다

4장

맨발로도 걸어보자

집 안에서
'다이어트 워킹'

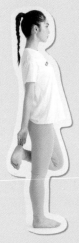

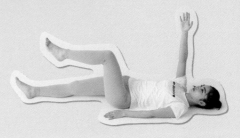

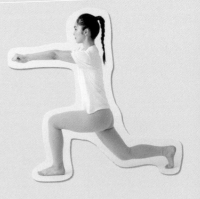

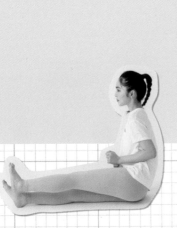

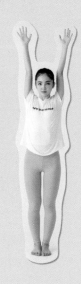

워킹을 꼭 밖에서 해야 할 이유는 없습니다. 집 안에서도 하면 되니까 비가 와도 할 수 있고, 앉아서도 할 수 있지요. 건강하고 날씬한 몸을 만들어 줄 '실내 다이어트 워킹 방법'을 소개합니다. 발가락은 맨발일 때 더 잘 쓸 수 있으니 운동 효과도 한층 높일 수 있을 거예요.

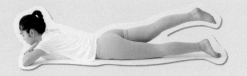

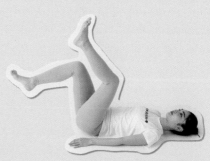

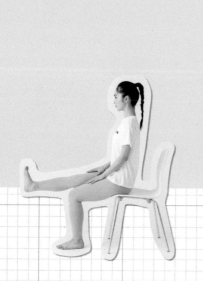

발가락이 자유로운 맨발 걷기로
집 안에서 날씬해지자

비 오는 날, 꽃가루가 날리는 날, 외출하기 싫은 날…… . 이럴 때는 집 안에서 걸으면 됩니다. 워킹은 다리를 움직일 공간만 있으면 어디서든지 할 수 있으니까요. 집 안에서는 맨발로 걸으세요. 그래야 발가락을 제대로 쓸 수 있습니다.

아무리 대단한 기능성 신발을 신어도 발가락의 움직임은 제한됩니다. 하지만 맨발일 때는 발가락 뿌리 부분을 굽히기 쉬워 스니커즈를 신었을 때보다 강한 힘으로 바닥을 찰 수 있답니다. 그 결과, 근육에 미치는 자극도 커지지요. 이같은 특성을 잘 살리면 '다이어트 워킹'은 집 안에서 훨씬 쉽게 할 수 있습니다.

단, 밖에서 걸을 때만큼 지방 연소 효과를 얻으려면 '조금 피곤하다'라고 느껴질 정도로 에너지를 써야 합니다. 집 안에서 앞으로 워킹, 제자리 워킹, 앉아서 하는 워킹! 밖에 나가지 않는 날에도 '다이어트 워킹'을 실천할 수 있습니다.

실내 워킹으로 날씬해지는 요령

☑ **발가락을 충분히 풀어주고 최대한 사용한다**
신발을 신으면 발가락 주변 근육에 피로가 쌓이기 마련입니다. 오른쪽 페이지처럼 상하좌우로 발가락을 자주 움직여서 충분히 풀어주면 발가락을 이용한 땅 차기 동작이 쉬워지고 지방 연소 효과도 커진답니다.

☑ **'조금 피곤하다'라고 느낄 때까지 실천**
밖에서 걸을 때만큼 지방을 태우려면 숨이 조금 차고 몸에서 열기가 나야 합니다. 속도를 올리거나 시간을 길게 잡는 등의 방법으로 '조금 피곤하다'라는 느낌이 들 때까지 실천해 보세요.

☑ **평소 걸을 때 쓰지 않는 근육을 총동원한다**
배, 엉덩이, 허벅지 등을 단련할 수 있는 동작까지 추가해서 소개했습니다. 워킹의 질도 높이고 군살 빠진 탄탄한 몸매도 기대해 보세요.

발가락 뿌리 풀어주기

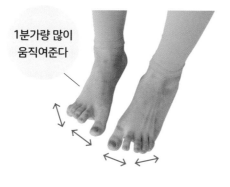

1분가량 많이
움직여준다

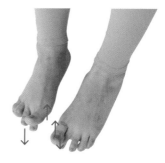

발가락사이를 좌우로 벌렸다 오므렸다 한
다. 어려우면 손으로 벌려줬다 오므려줘도
OK.

모든 발가락을 상하로 많이 움직인다. 서거
나 앉는 등 어떤 자세로 실천해도 OK.

발가락 움직임이 놀랄 만큼 편해진다

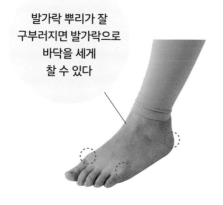

발가락 뿌리가 잘
구부러지면 발가락으로
바닥을 세게
찰 수 있다

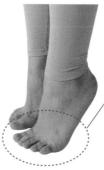

섰을 때 엄지 및
새끼발가락 뿌리와
발꿈치에 체중이 골고루
실리게 된다

무릎 터치 워킹으로
자세 유지 근육을 단련하자

집 안에서도 워킹의 강도만 높이면, 밖에서 걸을 때만큼 충분한 다이어트 효과를 얻을 수 있어요. 허벅지를 높이 올려 배의 속 근육을 자극하고 복부를 세로로 수축시키는 동작으로 배의 바깥 근육을 자극해보세요.

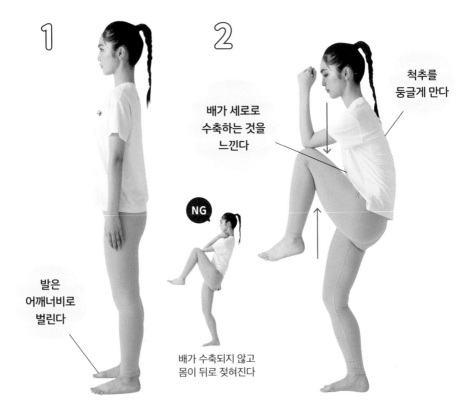

1

배가 세로로
수축하는 것을
느낀다

척추를
둥글게 만다

NG

발은
어깨너비로
벌린다

2

배가 수축되지 않고
몸이 뒤로 젖혀진다

등을 펴고 자세를 잡는다

발은 어깨너비로 벌리고, 발끝과 무릎은 정면을 향한다. 등을 펴고 귀, 어깨, 골반 맨 윗부분, 복숭아뼈가 일직선상에 오도록 자세를 잡는다.

왼쪽 무릎과 왼쪽 팔꿈치를 터치

왼쪽 무릎을 고관절보다 높이 올려 왼쪽 팔꿈치와 맞닿게 한 뒤, 한 걸음 내디딘다. 배 근육이 세로로 수축되는 것을 의식하면서 계속해서 호흡하며 실시한다.

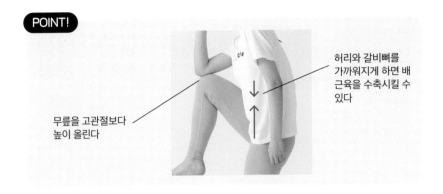

POINT!

허리와 갈비뼈를 가까워지게 하면 배 근육을 수축시킬 수 있다

무릎을 고관절보다 높이 올린다

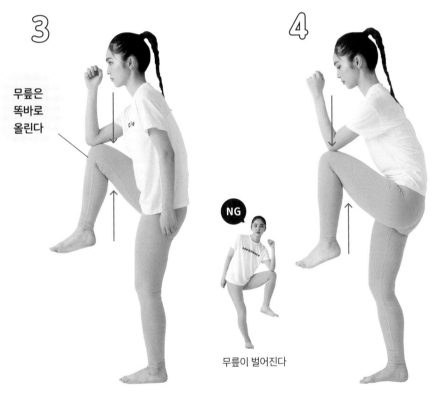

무릎은 똑바로 올린다

NG

무릎이 벌어진다

오른쪽 무릎과 오른쪽 팔꿈치를 터치

오른쪽 무릎을 고관절보다 높이 올려서 오른쪽 팔꿈치와 맞닿게 한 뒤, 앞으로 나간다. 무릎은 똑바로 올려야 한다. 바깥쪽으로 벌어지지 않도록 주의한다. 겨드랑이도 벌어지면 안 된다.

앞으로 나가며 반복

오른쪽 다리는 발바닥 전체로 서고, 몸이 한쪽으로 기울지 않도록 균형을 잡으면서 앞으로 나간다.

069

발꿈치 터치 워킹으로 허벅지 안쪽 근육을 단련하자

허벅지 안쪽 근육이 약해지면 바깥살이 붙어 다리가 굵어집니다. 아래에 허벅지 안쪽 근육을 단련하는 동작을 추가했어요. 평소 걸을 때도 허벅지 안쪽 근육을 잘 쓸 수 있게 연습해봅시다.

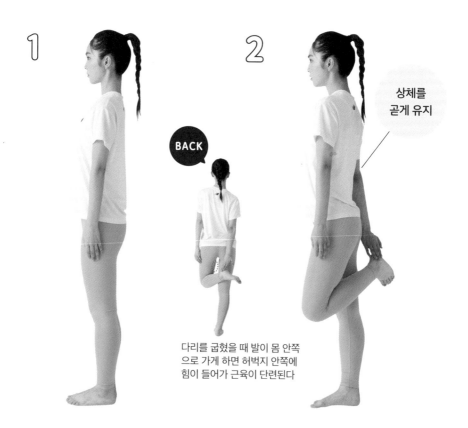

1

2

BACK

상체를 곧게 유지

다리를 굽혔을 때 발이 몸 안쪽으로 가게 하면 허벅지 안쪽에 힘이 들어가 근육이 단련된다

등을 펴고 자세를 잡는다

발은 어깨너비로 벌리고 발끝과 무릎이 정면을 향하게 한다. 등을 펴고 귀, 어깨, 골반 맨 윗부분, 복숭아뼈가 일직선상에 오도록 자세를 잡는다.

왼쪽 발꿈치와 오른손 터치

상체의 자세를 유지한 채 왼쪽 발이 오른쪽 엉덩이 가까이로 가도록 다리를 굽혀 오른손으로 터치한다. 굽혔던 다리를 내리면서 앞으로 나간다.

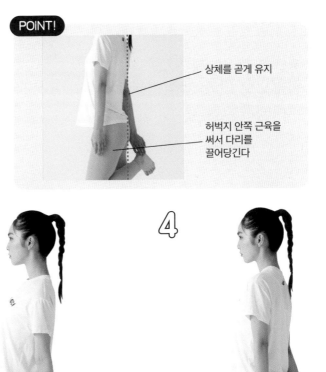

POINT!

상체를 곧게 유지

허벅지 안쪽 근육을
써서 다리를
끌어당긴다

③

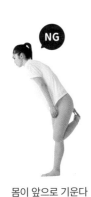

NG

몸이 앞으로 기운다

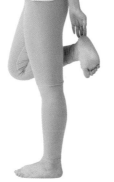

④

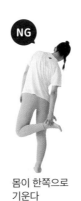

NG

몸이 한쪽으로
기운다

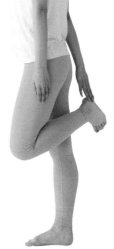

오른쪽 발꿈치와 왼손 터치

2에서 굽혔던 왼쪽 다리를 앞으로 뻗은 뒤, 이번에는
오른쪽 다리를 왼쪽 엉덩이 쪽으로 굽혀 왼손으로
터치한다. 굽혔던 다리를 내리면서 앞으로 나간다.

앞으로 나가며 반복

3에서 오른쪽 다리를 앞으로 뻗은 뒤, 다시 왼쪽 다
리를 오른쪽 엉덩이 쪽으로 굽혀 오른손으로 터치
한다.

무릎을 90도 굽히는 워킹으로 다리 움직임을 부드럽게

걸음을 크게 내디디는 동작으로 하체의 큰 근육들을 단련해보세요. 허벅지 앞쪽 근육은 무릎의 움직임과도 관련이 큰 근육. 이곳을 단련하면 무릎 움직임이 부드러워져 다리를 내디디는 동작도 매끄러워진답니다.

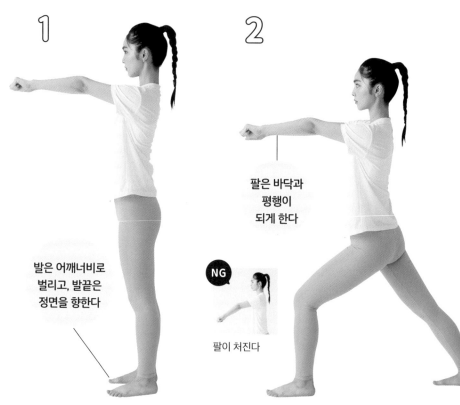

1

발은 어깨너비로 벌리고, 발끝은 정면을 향한다

2

팔은 바닥과 평행이 되게 한다

NG 팔이 처진다

자세를 잡고 팔을 올린다

등을 펴고 자세를 잡았으면 팔을 바닥과 평행이 되는 위치까지 올린다. 발은 어깨너비로 벌리고, 발끝은 정면을 향하게 하면 준비 끝.

팔을 올린 채 왼쪽 다리를 앞으로

팔을 올린 상태로 왼쪽 다리를 앞으로 내디딘다. 착지는 발바닥 전체로 한다. 배에 힘을 주어 상체의 자세를 유지한다. 팔도 곧게 편 상태를 유지한다.

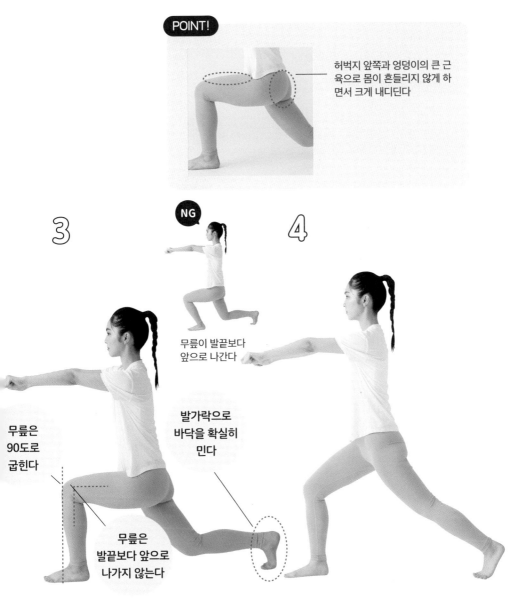

POINT!

허벅지 앞쪽과 엉덩이의 큰 근육으로 몸이 흔들리지 않게 하면서 크게 내디딘다

3

NG

무릎이 발끝보다 앞으로 나간다

4

무릎은 90도로 굽힌다

발가락으로 바닥을 확실히 민다

무릎은 발끝보다 앞으로 나가지 않는다

무릎을 굽히고 허리를 내린다

상체를 배 힘으로 지탱한 상태에서 무릎을 90도로 구부리고 허리를 내린다. 오른쪽 다리는 발가락으로 바닥을 확실히 디뎠다가 세게 밀어준다.

오른쪽 다리를 크게 내디디며 전진

엉덩이와 허벅지의 근육을 써서 오른쪽 다리를 크게 앞으로 내디딘다. 팔이 아래로 처지지 않게 주의한다. 배 힘으로 상체의 자세를 유지한다.

팔을 이용해 몸을 펴면
자세를 안정시키기 쉬워진다

등이 굽으면 어깨도 앞으로 말리기 일쑤이지요. 이런 분들은 팔을 옆으로 벌려 크게 움직임으로써 말린 어깨를 올바른 위치로 돌려주세요. 이렇게 하면 제자리 워킹의 움직임이 안정되고 부드러워집니다.

좁은 장소에서도
문제없다!

제자리
워킹

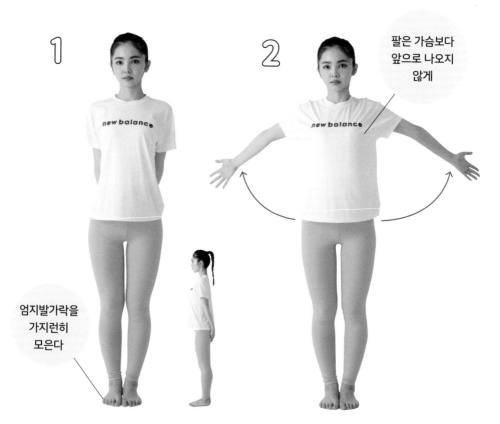

1

엄지발가락을
가지런히
모은다

2

팔은 가슴보다
앞으로 나오지
않게

손바닥을 엉덩이에 댄다

엄지발가락을 모아서 선 다음 귀, 어깨, 골반 맨 윗부분, 복숭아뼈가 일직선상에 오도록 자세를 잡는다. 양손을 엉덩이에 댄다.

팔을 옆으로 들어 올린다

엉덩이에 댄 손을 양옆으로 펼친다. 그 상태로 손으로 원을 그리듯이 위로 올린다. 팔은 뻗고 손바닥은 정면을 향하도록 한다.

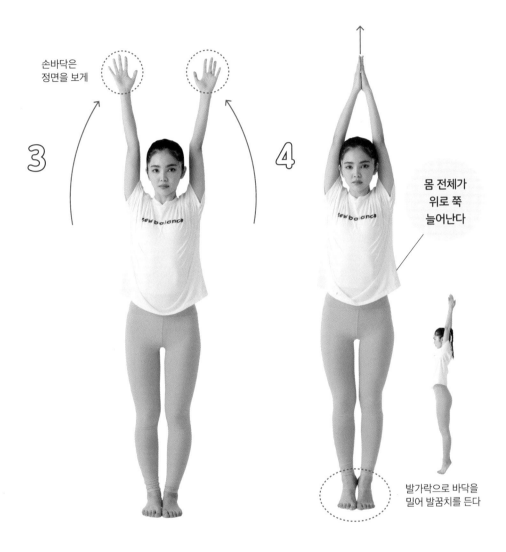

손바닥은
정면을 보게

몸 전체가
위로 쭉
늘어난다

발가락으로 바닥을
밀어 발꿈치를 든다

팔을 뻗고 손가락 펴기

손이 머리 위로 갈 때까지 몸 바깥쪽으로 원을 그린
다. 손바닥은 정면을 향하고 손가락은 천장을 향해
뻗는다. 손가락을 확실히 뻗으면 팔도 쭉 펴진다.

양 손바닥 머리 위에서 마주치기

손바닥을 서로 마주친다. 발가락으로 바닥을 밀어
발꿈치를 들어 올린 다음, 10초간 유지한다. 이렇게
하면 안으로 말렸던 어깨가 원래 위치로 돌아간다.

좁은 장소에서도 앞으로 가지 않고 워킹할 수 있다

전진할 공간이 없을 때도 무릎을 높이 올리는 제자리걸음으로 워킹 효과를 얻을 수 있답니다. 손바닥에 무릎을 터치하는 동작을 통해 효율적으로 지방을 태워보세요.

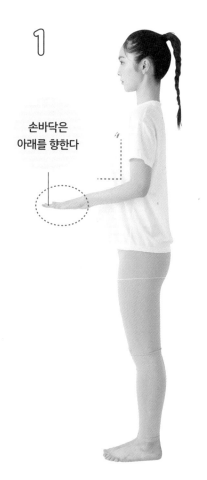

1

손바닥은 아래를 향한다

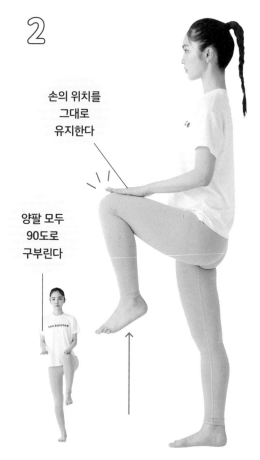

2

손의 위치를 그대로 유지한다

양팔 모두 90도로 구부린다

자세를 잡고 팔꿈치를 구부린다

등을 펴고 자세를 잡은 뒤, 양팔 모두 팔꿈치를 90도로 구부리고 손바닥은 바닥을 향하게 한다. 손과 바닥이 평행이 되도록 주의한다.

왼쪽 무릎을 손바닥까지 올린다

배 힘으로 상체를 지탱하면서 왼쪽 다리를 높이 들어 올려 무릎으로 손바닥을 터치한다. 손은 움직이지 않고, 손 위치까지 무릎을 올린다.

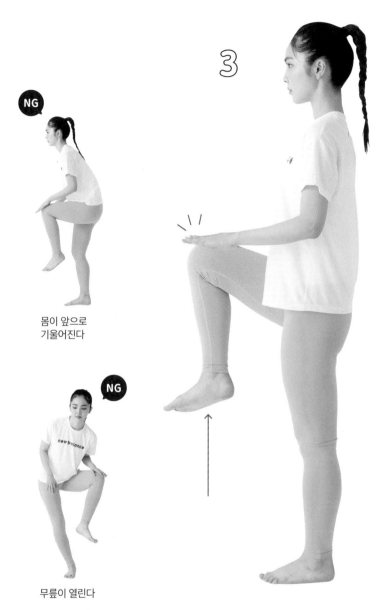

NG

몸이 앞으로
기울어진다

NG

무릎이 열린다

오른쪽 무릎을 손바닥까지 올린다

오른쪽 무릎을 손 위치까지 올려 무릎으로 손바닥을
터치한다. 배 힘으로 자세를 유지하면서 상체가 앞
으로 기울어지지 않게 주의한다.

제자리 다리 뻗기로
걷는 힘을 안정시킨다

다리를 뒤로, 옆으로 뻗어서 엉덩이 근육 및 엉덩이 근육으로 이어지는 허벅지 근육을 자극해보세요. 하체의 균형을 잘 잡는 것이 중요합니다.

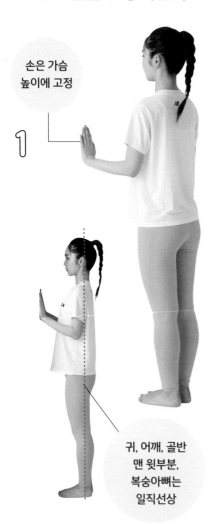

1

손은 가슴 높이에 고정

귀, 어깨, 골반 맨 윗부분, 복숭아뼈는 일직선상

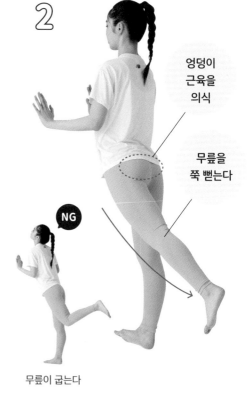

2

엉덩이 근육을 의식

무릎을 쭉 뻗는다

NG

무릎이 굽는다

팔꿈치를 구부리고 벽에 손을 댄다

벽 앞에 자세를 잡고 선 뒤, 양팔 모두 팔꿈치를 구부려 손바닥을 벽에 댄다. 손은 가슴 높이에 오도록 한다.

왼쪽 다리를 뒤로 멀리 뻗는다

벽에 손을 댄 채로 왼쪽 다리를 뒤로 쭉 뻗는다. 무릎을 완전히 펴되 엉덩이부터 움직이는 것이 중요하다. 10회 반복.

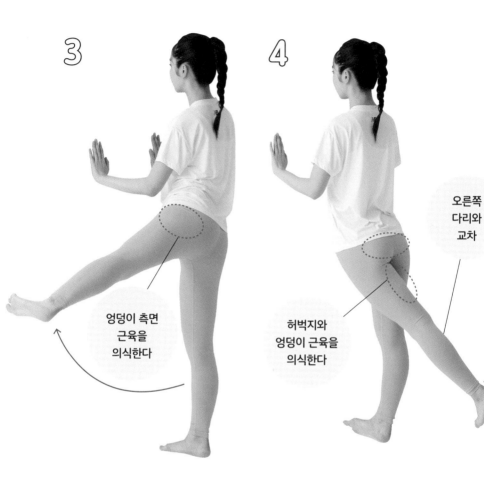

오른쪽
다리와
교차

엉덩이 측면
근육을
의식한다

허벅지와
엉덩이 근육을
의식한다

왼쪽 다리를 옆으로 올린다

엉덩이 측면 근육이 자극받는 것을 의식하면서 왼쪽
다리를 올린다. 오른쪽 무릎은 완전히 펴서 몸을 지
탱한다. 10회 반복.

안쪽으로 뻗어 오른쪽 다리와 교차

오른쪽 다리와 교차하도록 왼쪽 다리를 안으로 뻗는
다. 이때 엉덩이, 허벅지 안쪽 근육이 사용된다는 사
실을 의식한다. 10회 반복. 오른쪽 다리도 똑같이 시
행한다.

골반을 앞뒤로 움직여
허리 주변 움직임을 원활하게

앉아서 워킹할 때 바른 자세를 유지하기 위한 워밍업. 골반을 앞뒤로 기울이는 동작을 반복해 보세요. 이렇게 하면 서 있을 때 들어가던 불필요한 힘을 뺀 상태로 허리 주변과 고관절을 원활하게 움직일 수 있습니다.

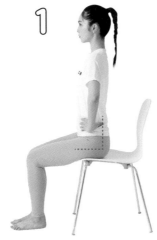

의자에 얕게 걸터앉아
골반을 세운다

의자에 얕게 걸터앉는다. 등을 펴서 자세를 잡은 뒤, 골반에 손을 댄다. 양발의 엄지발가락을 가지런히 모으고, 무릎 바로 아래에 발꿈치가 오도록 한다.

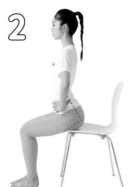

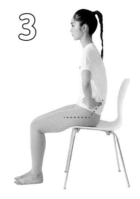

골반을 앞으로 기울인다

손으로 누른 골반을 앞으로 기울인다. 골반만 움직여야 하며, 상체 전체가 기울어지지 않도록 주의한다.

골반을 뒤로 기울인다

배를 둥글게 쏙 집어넣은 상태에서 손으로 누른 골반을 뒤로 기울인다. 등이 뒤로 기울어지지 않도록 주의한다. 2, 3의 동작을 15회 반복한다.

종아리 워킹으로
온몸 혈액 순환 UP

종아리를 자극하면 하체 혈액 순환이 좋아져 발목 주변의 부기를 개선할 수 있어요. 책상 앞에 계속 앉아 있으면 혈액 순환이 나빠지니까 부지런히 실천해보세요!

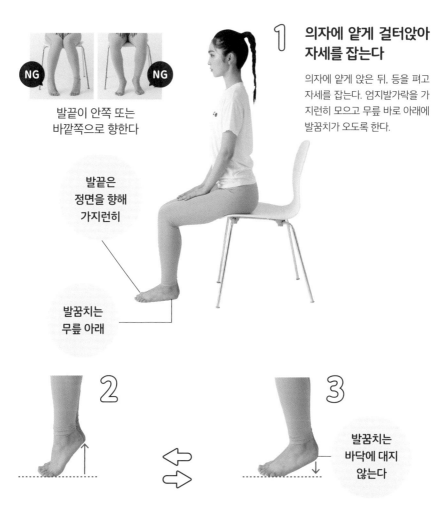

NG NG

발끝이 안쪽 또는
바깥쪽으로 향한다

발끝은
정면을 향해
가지런히

발꿈치는
무릎 아래

1 의자에 얕게 걸터앉아 자세를 잡는다

의자에 얕게 앉은 뒤, 등을 펴고 자세를 잡는다. 엄지발가락을 가지런히 모으고 무릎 바로 아래에 발꿈치가 오도록 한다.

2 발꿈치를 올린다

앉은 상태에서 발가락으로 바닥을 꾹 누르며 최대한 발꿈치를 들어 올린다. 종아리에 힘이 들어가는 것을 느낀다.

3 발꿈치를 바닥 바로 위까지 내린다

발꿈치는
바닥에 대지
않는다

2에서 들어 올린 발꿈치를 바닥 바로 위까지 내린다. 바닥에 닿으면 효과가 떨어지므로 살짝 띄운 상태를 유지한다. 2, 3을 15회 반복한다.

무릎 펴고 워킹으로
허벅지 앞쪽 자극

허벅지 앞쪽 근육은 무릎을 움직일 때 큰 역할을 합니다. 따라서 허벅지 앞쪽을 단련하면 무릎을 구부리고 펴는 동작이 좋아져 부드럽게 걸을 수 있게 되지요. 무릎 통증 예방에도 좋은 동작입니다.

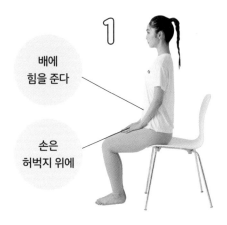

배에 힘을 준다

손은 허벅지 위에

배꼽 아래에 힘을 준다

의자에 얕게 앉아서 등을 편다. 무릎 바로 아래에 발꿈치가 오도록 한 뒤, 배꼽 아래에 힘을 준다.

엉덩이 워킹으로
골반 주위 근육 단련

골반과 이어지는 배, 엉덩이 근육 등 통상적인 워킹에 필요한 근육을 자극하는 동작입니다. 골반 위치가 바로잡히므로 통통배를 개선하는 데에도 도움이 된답니다.

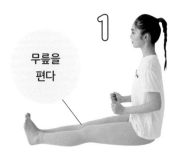

무릎을 편다

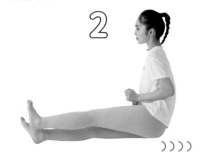

바닥에 앉아 무릎을 편다

바닥에 앉아 등을 펴 자세를 잡는다. 무릎을 펴고 양다리를 가지런히 모은 뒤, 발끝은 천장을 향한다. 팔꿈치는 90도로 구부려 몸에 붙인다.

왼쪽 엉덩이를 올려 앞으로

무릎을 최대한 쭉 뻗은 상태로 왼쪽 엉덩이를 바닥에서 들어 올려 앞으로 내민다. 발끝이 밖으로 벌어지거나 몸이 옆으로 기울지 않도록 주의한다.

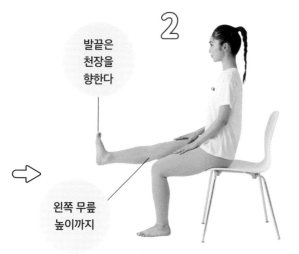

2

발끝은
천장을
향한다

왼쪽 무릎
높이까지

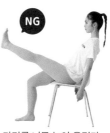

NG

다리를 너무 높이 올린다

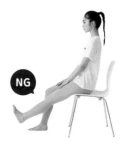

NG

다리가 아래로 쳐진다

등을 펴고 오른쪽 다리를 올린다

배 힘을 이용하는 데 집중해서 오른쪽 다리를 들어
올린다. 왼쪽 다리 높이까지 올리고 10초 유지한다.
왼쪽 다리도 마찬가지로 실시한다. 교대로 10회 반
복한다.

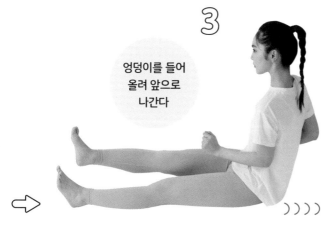

3

엉덩이를 들어
올려 앞으로
나간다

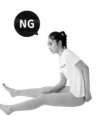

NG

엉덩이를 바닥에 끈다

오른쪽 엉덩이를 올려 앞으로

오른쪽 엉덩이를 바닥에서 들어 올려 앞으로 내민
다. 팔을 움직여 리듬을 타면 동작이 쉬워진다. 10보
전진한 뒤 10보 후진하는 것을 한 세트로 삼아 3세
트 반복한다.

누운 상태로 골반을 움직여
허리 주변의 힘을 풀어준다

앉거나 선 자세와 누운 자세는 몸에 걸리는 부하도 다르고 근육
사용법도 다릅니다. 똑바로 누워서 골반을 가볍게 움직여보세요.
앉거나 선 자세일 때 몸에 들어가던 힘을 풀어줄 수 있답니다.

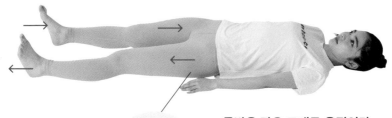

골반을 좌우 교대로 움직인다

누운 자세에서 팔은 몸 옆에 두고 발은 어깨너비
로 벌린다. 골반을 좌우 교대로 발 쪽으로 미는
동작을 1분간 지속한다.

양쪽 골반을
발끝 쪽으로
번갈아 민다

팔다리를 흔들어
전신의 긴장을 푼다

서 있을 때는 중력의 영향으로 혈액이 발이나 손으
로 몰리기 쉽습니다. 누운 상태에서 팔다리를 들어
올려 흔들면 혈액 순환이 단숨에 좋아집니다. 긴장
도 풀리고 몸도 가뿐해질 거예요.

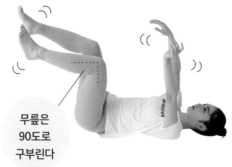

손목과 발목을 작게 흔든다

누운 상태에서 다리를 들어 올리고 무릎은 90도
로 구부린다. 팔은 천장을 향해 뻗는다. 손목, 발
목을 작은 동작으로 흔들어 몸에 들어간 불필요
한 힘을 뺀다. 1분간 계속한다.

무릎은
90도로
구부린다

팔다리 들고 워킹으로 체간을 단련한다

들어 올린 다리를 배 힘으로 지탱함으로써 자세 유지에 중요한 체간을 단련해봅시다. 면적이 넓은 등으로 몸을 받치기 때문에 균형잡기 쉬운 동작입니다. 심호흡하면서 실시해보세요.

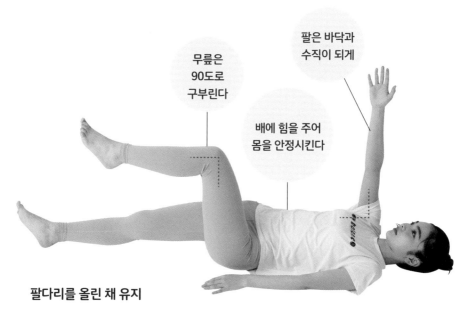

무릎은 90도로 구부린다

팔은 바닥과 수직이 되게

배에 힘을 주어 몸을 안정시킨다

팔다리를 올린 채 유지

누운 상태에서 왼쪽 다리를 올리고 무릎을 90도로 구부린다. 오른쪽 팔은 바닥과 수직이 되도록 천장을 향해 올린다. 배에 힘을 주어 이 상태를 10초간 유지한다. 반대편도 마찬가지로 시행한다. 교대로 3회 반복한다.

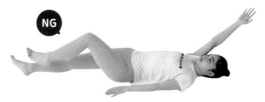

NG

팔다리에 힘이 빠져 기울어진다

다리 돌리기 워킹으로 엉덩이를 UP

다리를 돌려 워킹 효과를 얻어봅시다. 핵심 공략 부위는 엉덩이지만 배, 허벅지, 종아리도 자극이 됩니다. 고관절부터 크게 돌리는 것이 중요합니다.

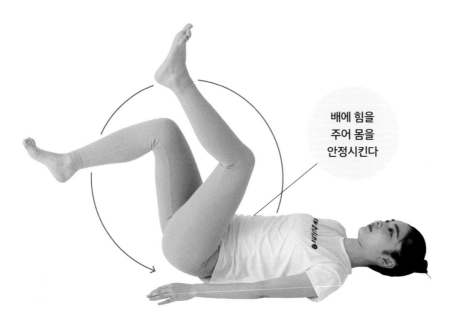

배에 힘을 주어 몸을 안정시킨다

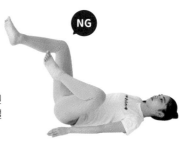

NG

고관절부터 다리 전체를 크게 회전

누운 상태로 팔은 몸 옆에 둔다. 배에 힘을 주고 다리를 올린 다음, 무릎을 구부린다. 자전거 페달을 밟듯 다리를 고관절부터 크게 회전시킨다. 30회 실시한다.

무릎이 밖을 향해 벌어져 다리가 O자형을 이룬다

엎드려 워킹으로
허벅지를 탄탄하게

워킹할 때, 땅을 세게 차서 몸이 앞으로 나가게 하는 역할을 하는 부위는 허벅지 뒤쪽 근육입니다. 이 부위를 단련하면 허벅지와 엉덩이 근육이 탄탄하게 올라붙지요.

1
엎드려서 무릎을 편다

누운 상태에서 다리를 가지런히 모은 뒤, 무릎을 편다. 팔은 팔꿈치를 구부려 턱을 받친다.

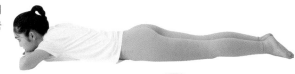

2
오른쪽 발을 들어 올린다

무릎을 편 상태로 엉덩이와 허벅지 힘을 이용해 오른쪽 다리를 들어 올린다. 무릎이 구부러지지 않도록 주의한다.

무릎을
쭉 뻗은
상태로

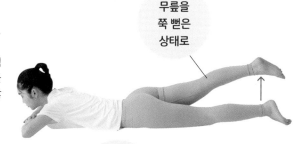

3
양발을 교대로 올렸다
내렸다 한다

오른쪽 다리를 바닥에 내린 다음에는 왼쪽 다리를 허벅지까지 들어 올린다. 2, 3의 동작을 리드미컬하게 30회 반복한다.

엉덩이와
허벅지 뒤쪽
근육을
의식한다

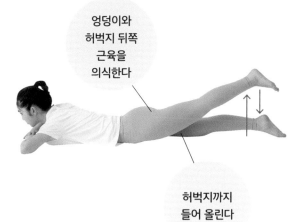

허벅지까지
들어 올린다

NG

무릎이 구부러져 허벅지가 바닥에 붙어 있다

맨발로 '다이어트 워킹'!
내 몸을 날씬하게 만드는 발가락 움직임

맨발 워킹의 장점은 '발가락을 잘 움직일 수 있다'는 점입니다. 방법은 펌프스 워킹과 같지만, 뒷발을 찰 때 발가락 뿌리가 깊이 구부러져 땅을 훨씬 세게 찰 수 있다는 점을 실감할 수 있을 거예요. 실외 워킹은 신발 탓에 발가락 움직임에 제약이 따르기 마련입니다.

실내 워킹을 많이 연습하면 실외에서도 조금 더 쉽게 움직일 수 있을 거예요. 실내에서는 특히 발가락의 움직임을 의식하면서 걸어보세요. 발가락을 잘 움직이면 엉덩이와 허벅지 근육도 잘 쓸 수 있게 되어 운동 효과도 커진답니다.

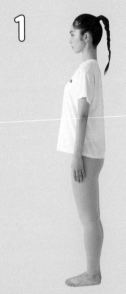

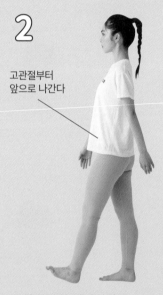

고관절부터
앞으로 나간다

등을 곧게 펴고 선다

양발의 엄지발가락을 가지런히 모으고 서서 무릎을 편다. 이때 발끝과 무릎은 정면을 향하고 허벅지와 엉덩이, 배에도 힘을 준다.

고관절부터 내디딘다

왼쪽 다리를 내디딜 때, 무릎 아래가 아니라 고관절부터 나가게 한다. 가상의 선을 양발 사이에 그어놓고 걸으며 발꿈치, 발바닥 장심, 발끝 순으로 착지한다. 반복해서 연습하면 다리 전체 근육을 사용할 수 있게 된다.

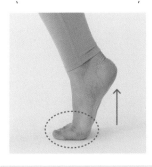

맨발로 걸으면 발가락을
구부리기 쉬워서 바닥을
차는 느낌에 집중하기 좋다

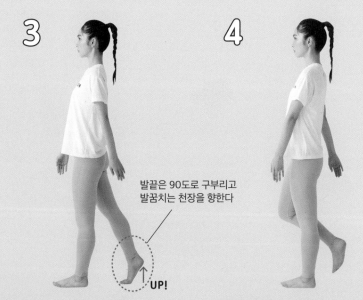

③

발끝은 90도로 구부리고
발꿈치는 천장을 향한다

UP!

④

발가락으로 바닥을 찬다

착지한 왼쪽 다리로 무게중심을 옮긴다. 오른쪽
다리는 엄지발가락과 검지 발가락으로 바닥을 세
게 밀면서 발끝이 90도로 구부러지게 한다.

무릎을 들어 올린다

오른쪽 다리를 고관절부터 들어 올리는 동시에 무
릎을 굽힌다. 무릎을 너무 많이 들면 자세가 무너
지므로 주의한다.

바르게 걸을 수 있는 몸을 만들자

워킹 습관
바로잡기

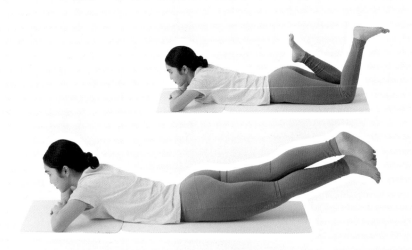

걷기만 하면 아프고, 피곤하고, 붓는다면 '잘못된 워킹 습관' 때문입니다. 이를 바로잡으려면 틀어진 자세를 개선해야 하지요. 걷기 좋은 몸, 살 빠지는 몸을 만들어봅시다.

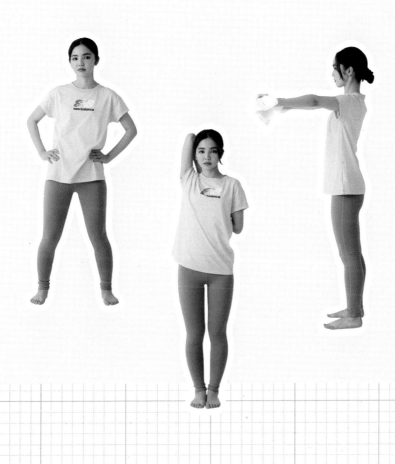

다리가 붓는다
허리가 아프다
쉽게 지친다……
'워킹 습관' 때문

NG 워킹 습관이 잘못된 사람

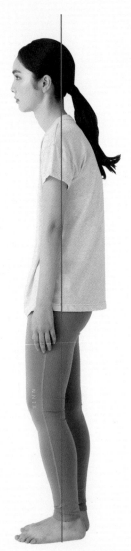

걸을 때마다 다리가 아프고, 신발에 발이 쏠리고, 오래 걷기 어렵고, 금방 지친다면 습관적으로 잘못 걷기 때문입니다.

워킹 습관을 바로잡아 '다이어트 워킹'을 제대로 하려면 먼저 틀어진 자세부터 개선해야 합니다.

특히 발가락, 골반, 견갑골은 자세가 틀어지기 쉬운 부위지요. 5장에서는 바로 이 부위를 바로잡아 걷기 좋은 몸을 만들 수 있게 도와드립니다.

올바른 방법으로 걸으면 다이어트 효과도 몰라보게 커질 거예요!

워킹 습관이 잘못된 사람은 고개를 앞으로 빼고, 무릎을 구부린 채 걷습니다. 벽에 등을 대고 섰을 때, 오른쪽 페이지의 올바른 자세처럼 네 점이 모두 벽에 붙어야 한답니다.

올바르게 걷는 사람

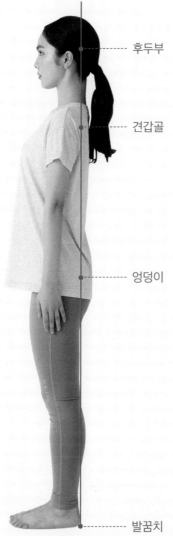

후두부

견갑골

엉덩이

발꿈치

제대로 걸으려면 자세가 중요합니다. 벽에 등을 대고 섰을 때, 후두부, 견갑골, 엉덩이, 뒤꿈치의 네 점이 붙어야 좋은 자세입니다. 워킹 습관을 바로 잡으면 쉽게 이 자세를 취할 수 있습니다. p.30의 설명대로 똑바로 설 수 있는지도 이 방법으로 확인할 수 있습니다.

워킹 습관을 바로잡는 훈련 방법

(STEP 1)

각 부위의 뒤틀림 CHECK

내 몸이 틀어져 있는지 점검해 봅시다. 점검 동작을 하기 어렵 다면 틀어져 있다는 뜻입니다. STEP 2의 훈련법으로 바로잡아 보세요.

(STEP 2)

바로잡기 훈련법 실천

반복해서 실천하면 STEP 1의 동 작을 할 수 있게 됩니다. 처음부 터 STEP 1의 동작을 할 수 있는 사람도 예방을 위해 실천하시기 바랍니다.

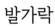

쉽게 지치고 다리에 쥐가 자주 나는 건
발가락을 쓰지 않는다는 증거

발가락은 땅을 차는 등 워킹에 중요한 부위입니다. 그런데 잘못된 방법으로 걷거나 맞지 않는 신발을 신으면 발가락이 틀어지고 움직임이 둔해지지요. 발바닥 근육이 약해질 뿐 아니라 아래 그림처럼 발바닥의 세 군데 아치까지 무너질 수 있습니다.

원래 발바닥의 아치는 착지의 충격을 흡수하고 체중을 효율적으로 떠받치는 역할을 합니다. 그런데 이곳이 무너지면 충격이 몸에 직접 전해져 다리가 쉽게 피곤해지고 굳은살이나 티눈이 잘 생깁니다. 틀어진 발가락을 바로잡으면 아치도 살아나 안정적으로 걸을 수 있습니다.

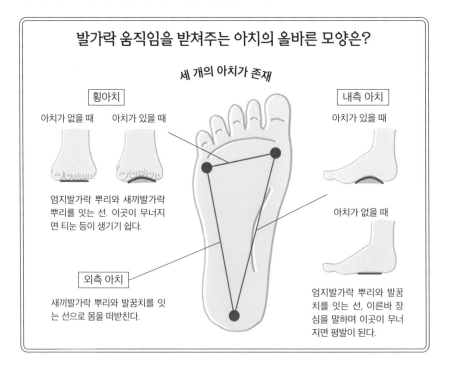

발가락 움직임을 받쳐주는 아치의 올바른 모양은?

세 개의 아치가 존재

횡아치
아치가 없을 때　아치가 있을 때
엄지발가락 뿌리와 새끼발가락 뿌리를 잇는 선. 이곳이 무너지면 티눈 등이 생기기 쉽다.

외측 아치
새끼발가락 뿌리와 발꿈치를 잇는 선으로 몸을 떠받친다.

내측 아치
아치가 있을 때
아치가 없을 때
엄지발가락 뿌리와 발꿈치를 잇는 선, 이른바 장심을 말하며 이곳이 무너지면 평발이 된다.

발가락 뒤틀림 CHECK!

펜을 이용해서 발가락의 뒤틀림을 확인해 봅시다.
뒤틀려 있으면 다양한 문제가 생기기 쉽습니다.

발가락으로 펜을 들어 올릴 수 있나요?
그 펜을 반대 발 발가락으로 집을 수 있나요?

얼핏 쉬워 보이는 동작이지만, 발가락이 뒤틀려 있으면 펜을 주고받기 어려울 뿐 아니라
발바닥이 쥐가 날 듯 당길 수도 있습니다. 반대 발 발가락으로 집기 어렵다면
무리하지 말고 조금씩 연습하도록 하세요.

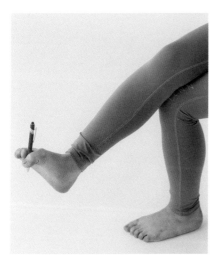

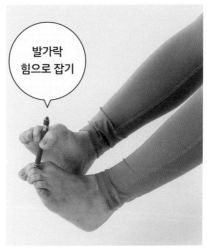

발가락
힘으로 잡기

1 발가락으로 펜을 잡아 들어 올린다

의자에 앉아 바닥에 놓인 펜을 오른발 엄지발가락
과 검지 발가락으로 잡는다. 펜을 떨어뜨리지 않도
록 발가락으로 꽉 쥔다.

2 펜을 왼발로 넘긴다

왼발 엄지발가락과 검지 발가락으로 오른발이 쥐
고 있는 펜을 집는다. 발가락에 힘을 주어 펜을
떨어뜨리지 않도록 주의하면서 다시 오른발로 넘
긴다.

(STEP 2-1)

굳은 발가락을 골고루 풀어주는
발가락 가위바위보

발가락으로 가위바위보를 반복해 보세요.
굳은 발가락이 점차 풀어지면서 움직임이 부드러워질 거예요.

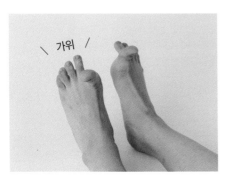

1 엄지발가락을
많이 젖힌다

엄지발가락은 뒤로 많이 젖히고, 나머지 발가락은
모두 앞으로 구부린다. 엄지와 검지 사이 간격을
많이 벌려 '가위'를 만든다.

2 발가락을
힘주어 오므린다

양발의 모든 발가락을 꽉 오므려 '바위'를 만든다.
관절을 안쪽으로 접는 느낌으로 둥글게.

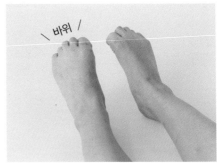

3 발가락 사이를
넓게 벌린다

발가락 사이를 최대한 벌려 '보'를 만든다. 너무 힘
이 들어가면 쥐가 날 수 있으니 주의한다. 1~3을
3회 반복한다.

발가락 근력을 키우는
타월 주름 잡기

바닥에 놓인 타월을 발가락 힘만으로 끌어당겨 보세요.
단순한 동작이지만, 발가락과 발바닥 근력 강화에 효과적입니다.

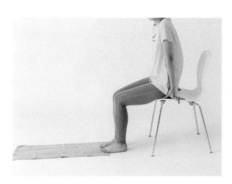

1 타월 끝에 발끝 올리기

무릎 바로 아래에 발꿈치가 오도록 해서 의자에 앉은 다음, 발가락을 타월 끝단에 올리고 준비한다.

2 발가락으로 타월을 끌어당긴다

발가락을 구부렸다 폈다 하면서 타월을 몸쪽으로 끌어당긴다. 좌우 열 개 발가락을 다 이용해야 하며, 발가락 힘만으로 당겨야 한다.

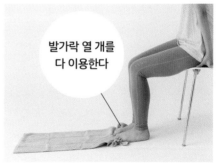

발가락 열 개를
다 이용한다

3 타월 끝단까지 끌어당긴다

발가락을 열심히 움직여 반대편 끝단까지 다 끌어당긴다. 2~3을 3회 반복한다.

〈 STEP 2-3 〉
발가락을 쭉 뻗는 타월 스트레칭

발가락부터 발바닥, 아킬레스건, 종아리까지 스트레칭해 보세요.
타월을 이용하면 어렵지 않게 할 수 있어요.

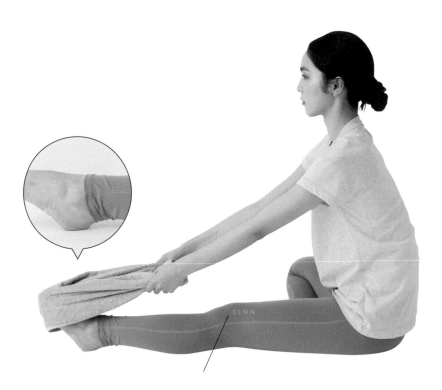

무릎이
구부러지지 않게
쭉 펴준다

1 발가락에 타월을 건다

등을 펴고 바닥에 앉아 오른쪽 다리를 접는다. 왼
발 발가락에 타월을 걸고 발등부터 발끝까지가 일
직선이 되도록 발끝을 밀어준다.

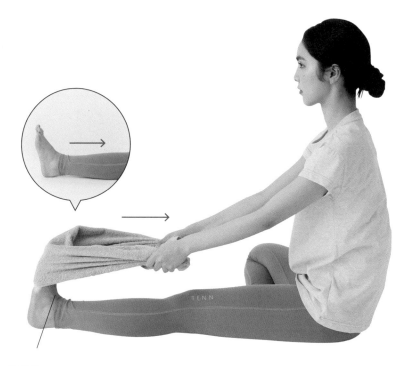

발등을
수축시키고
발바닥을 늘린다

2 타월을 몸쪽으로 당긴다

타월을 몸쪽으로 당기면 발등이 몸쪽으로 기울어
지면서 발바닥이 쭉 펴진다. 이 상태로 10초 유지
한다. 10회 반복한다. 오른쪽 다리도 같은 방법으
로 실시한다.

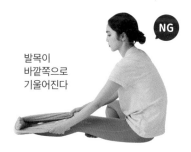

NG

발목이
바깥쪽으로
기울어진다

골반

다리를 움직이기 힘들고, 무게중심을 옮기기 어려운 것은 골반이 뒤틀렸기 때문

상체와 하체를 이어주는 골반은 우리 몸의 중심이지요. 근육 및 뼈와도 이어져 있기에 자세 유지는 물론 다리 내밀기, 땅 차기 등 워킹의 모든 동작은 골반과 깊은 관계가 있습니다. 그래서 골반이 틀어지면 워킹의 질이 떨어집니다. 역할이 많다 보니 골반에는 많은 부하가 걸리고, 그래서 틀어지기도 쉽습니다. 한쪽으로 기울어지는 예도 많으니 균형을 잘 잡아봅시다.

골반의 올바른 위치는?

(NG) 전방 경사   (NG) 후방 경사   (OK) 올바른 위치

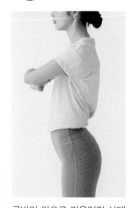 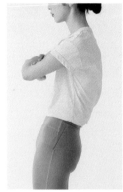 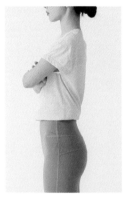

골반이 앞으로 기울어진 상태로 허리가 뒤로 젖혀져 있다. 허리 통증을 유발하기도 한다. 아랫배가 볼록 튀어나오게 된다.

골반이 뒤로 기울어진 상태. 새우등처럼 등이 굽으면 골반은 자연히 뒤로 기울어진다. 그 결과, 걸을 때 무릎은 구부러지고 엉덩이는 쳐진다.

골반은 앞뒤 어느 쪽으로도 기울어지지 않고 똑바로 서야 올바른 위치. 그래야 배도 쏙 들어가고 자세와 스타일도 아름답게 느껴진다.

골반 뒤틀림 CHECK!

서 있을 때 발의 위치, 누워서 다리를 옆으로 넘길 때의 상황을 통해
골반의 뒤틀림 정도를 점검할 수 있습니다.

의식하지 않고 섰을 때
양발의 발끝이 정면을 향하나요?

의식하지 않고 섰을 때 발끝이 정면을 향하지 않고 각기 다른 쪽을 향할 수 있어요.
다음 페이지부터 소개하는 훈련법대로 연습하면 점차 올바른 모양에 가까워질 거예요.

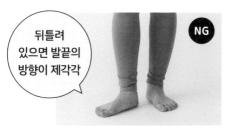

뒤틀려 있으면 발끝의 방향이 제각각

NG

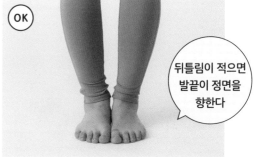

OK

뒤틀림이 적으면 발끝이 정면을 향한다

발끝을 가지런히 모으겠다는 생각 없이 선
다. 양발 끝이 자연스레 정면을 향하는 사
람은 뒤틀림이 적은 사람이다.

누워서 구부린 다리를 양옆 바닥으로 넘길 때
양 무릎이 서로 붙어 있나요?

골반이 틀어져 있으면 다리를 바닥에 넘겼을 때 바닥에 닿지 않거나 무릎 사이가 벌어집니다.
좌우 어느 쪽으로 넘겨도 다리가 바닥에 닿고, 양 무릎이 붙어 있어야 이상적.

누워서 팔을 좌우로
뻗는다. 다리를 올려
무릎을 90도로
구부린다.

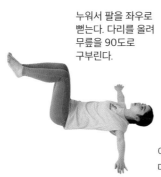

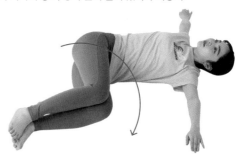

어깨가 바닥에서 뜨지 않도록 주의하면서 무릎을 바닥으로 넘긴
다. 이때 다리가 바닥에 닿지 않거나 양 무릎 사이가 벌어진다면
골반이 뒤틀려 있는 것. 원래 자세로 돌아가 반대편도 점검한다.

(STEP 2-1)

뒤틀린 골반 바로잡는 골반 돌리기

전방 경사, 후방 경사 등 뒤틀린 골반을 세가지 동작으로 바로잡아 봅시다.
어깨 위치를 수평으로 유지한 채 골반만 움직이는 것이 중요해요.

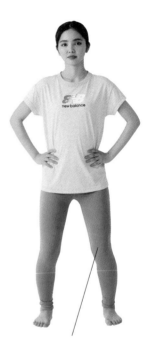

1 무릎을 가볍게 굽히고 선다

다리를 어깨너비로 벌리고 등을 펴서 자세를 잡는
다. 무릎은 가볍게 구부리고 양손은 골반에 댄다.

무릎은 가볍게
구부린다

2 골반으로 U자를 그린다

U자를 그리듯이 골반을 움직인다. 이때 골반만 움
직여야 하고, 엉덩이 전체를 움직이지 않도록 주
의한다. 왕복하는 동작을 10회 반복한다.

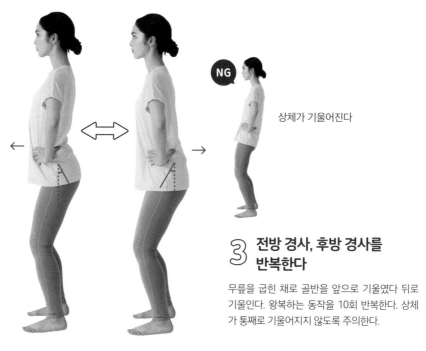

NG

상체가 기울어진다

③ 전방 경사, 후방 경사를 반복한다

무릎을 굽힌 채로 골반을 앞으로 기울였다 뒤로 기울인다. 왕복하는 동작을 10회 반복한다. 상체가 통째로 기울어지지 않도록 주의한다.

④ 골반으로 원을 그린다

수평으로 원을 그리듯이 골반을 돌린다. 반대 방향으로도 한 번 돌린다. 골반만 움직이도록 의식해야 하며, 엉덩이 전체를 움직이거나 몸이 기울어지지 않도록 주의한다. 양어깨는 수평 유지.

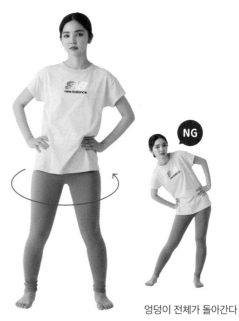

NG

엉덩이 전체가 돌아간다

(STEP 2-2)

고관절을 유연하게 하는 무릎 관절 아래 열었다 닫기

무릎 관절 아래를 크게 열었다 닫기를 반복하는 훈련입니다.
골반과 다리뼈를 잇는 고관절의 움직임을 부드럽게 만들어주지요.

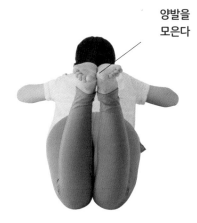

양발을
모은다

1 엎드려서 무릎을 구부린다

엎드려서 무릎을 90도로 구부린다. 팔은 팔꿈치를
구부려 턱 아래에 고정한다. 양 무릎을 붙이고 발
을 가지런히 모은다.

2 무릎 아래를 크게 연다

양 무릎을 붙인 상태로 종아리를 좌우로 크게 벌
린다. 무릎이 떨어지면 효과가 없으므로 주의한다.
10회 반복한다.

골반 위치를 바로잡을 힘 키우는 양다리 교차

양다리를 바닥에서 띄운 상태로 교차시키는 동작을 반복해 보세요.
골반으로 이어지는 허벅지 근육을 단련하고 골반 위치를 안정시켜 줍니다.

1 양다리의 허벅지 아래를 위로

엎드린 상태에서 팔은 턱 아래에 고정한다. 무릎을 펴고 다리를 모은 뒤, 다리 전체를 바닥에서 띄워 올린다. 허벅지까지 들어 올리도록 한다.

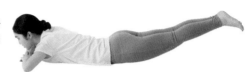

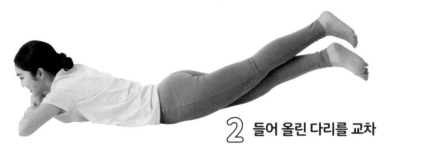

2 들어 올린 다리를 교차

허벅지까지 들어 올린 상태를 유지하면서 왼쪽 다리를 오른쪽 다리 위로 올려 교차시킨다. 허벅지에 힘이 들어가는 것을 느낀다.

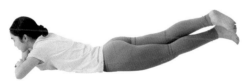

3 양다리의 위치를 바꾼다

허벅지까지 바닥에서 띄운 상태에서 양다리의 위치를 바꾼다. 무릎이 구부러지거나 허벅지가 바닥에 닿지 않도록 주의한다. 2, 3을 10회 반복한다.

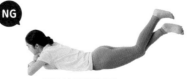

NG

무릎이 구부러진다

견갑골

견갑골이 굳으면 다리 내딛기와
원활한 발걸음에 악영향

온종일 앉아서 일하느라 어깨가 굳으면 견갑골의 움직임이 둔해집니다. 견갑골을 움직이려 하는데 '어깨 관절만 움직인다'라는 사람도 많지요. 견갑골의 움직임이 나빠지면 발걸음에도 영향을 준답니다.

팔을 크게 흔들었을 때 견갑골까지 잘 움직여야 다리를 내디디는 동작도 쉬워지거든요. 반대로 어깨 관절만 움직이고 견갑골은 굳어있다면 다리 내디디는 동작도 둔해집니다. 굳은 근육을 풀어서 견갑골의 움직임을 부드럽게 만들고, 걸음걸이까지 원활하게 만들어보세요.

견갑골의 올바른 위치는?

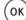 모아서 내려야 바른 위치

 밖으로 열린 데다가 올라가 있다

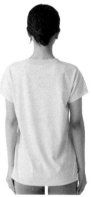

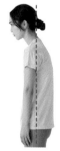

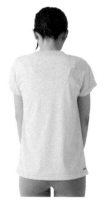

옆에서 봤을 때 귀, 어깨, 골반 맨 윗부분이 일직선상에 있다

옆에서 봤을 때 고개와 어깨가 앞으로 나와 있다

원래 좌우 견갑골은 등 중앙으로 모여야 한다. 그리고 어깨가 앞으로 굽지 않으면 견갑골은 아래로 내려간다. 이 상태라야 등이 가녀리게 보인다.

등을 둥글게 말고 있으면 어깨가 앞으로 나오고 견갑골도 원래 위치보다 바깥쪽으로 밀리게 된다. 그 결과, 등이 크고 넓어 보인다.

〈 STEP 1 〉

견갑골 뒤틀림 CHECK!

손가락 끝이 위로 향하지 못하거나 등 뒤에서 양손을 맞잡지 못할 때는
억지로 시도하지 말고 계속해서 훈련하세요.

손을 등 뒤에서 맞댈 수 있나요?
맞댄 손의 손가락 끝이 견갑골 높이까지 올라가나요?

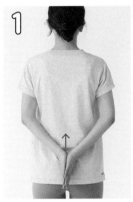 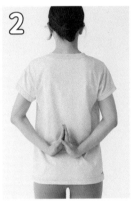 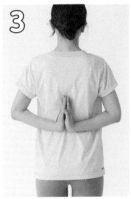

등 뒤 허리 부근에서 양손을 맞
댄다.

양손을 맞댄 채로 손가락 끝이 천
장을 향하게 한다.

2가 되는 사람은 손을 위로 올린
다. 좌우 견갑골 사이를 목표로
올린다.

등 뒤에서 양손을 맞잡을 수 있나요?

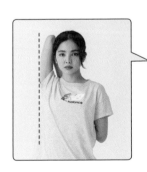 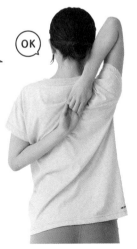 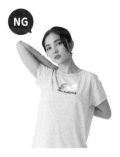

사진처럼 등 뒤에서 손을 맞
잡는다. 잡았으면 거울을 보고
팔을 사진과 같이 일직선으로
세운다. 견갑골의 위치가 뒤틀
리면 팔이 사선이 된다.

정면에서 봤을 때,
팔이 사선 모양이다

견갑골과 어깨 관절 풀어주는 타월 올렸다 내리기

타월을 들고 앞, 뒤로 움직여서
굳은 견갑골 주위의 근육을 풀어줍니다.

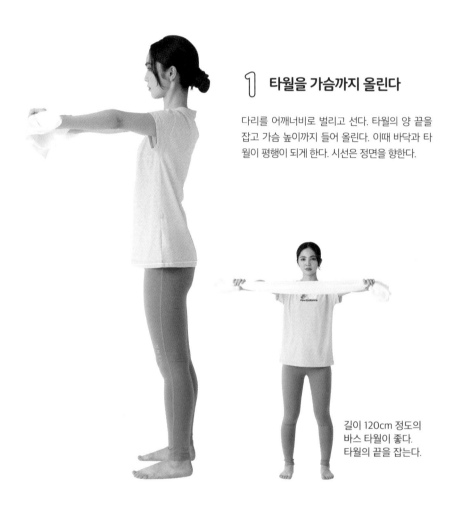

1 타월을 가슴까지 올린다

다리를 어깨너비로 벌리고 선다. 타월의 양 끝을
잡고 가슴 높이까지 들어 올린다. 이때 바닥과 타
월이 평행이 되게 한다. 시선은 정면을 향한다.

길이 120cm 정도의
바스 타월이 좋다.
타월의 끝을 잡는다.

2 타월을 머리 위로 올린다

타월의 양 끝을 잡고 머리 위로 올려 멈춘다. 이때 타월은 바닥과 수평이 되게 하고, 기울어지지 않게 주의한다.

3 타월을 등 뒤로 내린다

타월을 등 뒤로 내린다. 이때 양손을 동시에 내리고, 타월은 계속 바닥과 평행을 유지한다. 2→1의 순으로 다시 처음 자세로 돌아간다. 10회 반복한다.

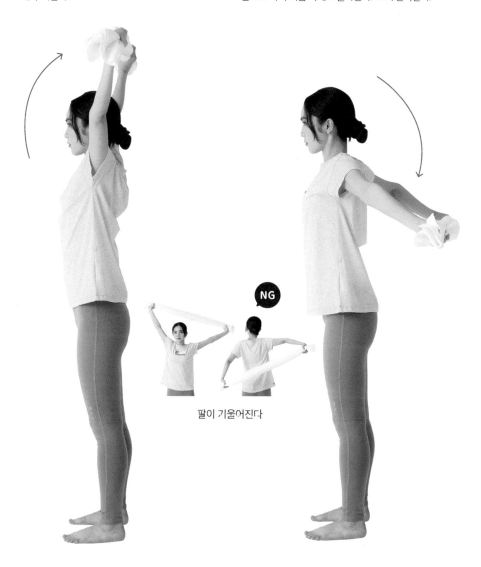

NG

팔이 기울어진다

(STEP 2-2)

견갑골 좌우 균형 바로잡는 등 뒤에서 타월 늘리기

타월을 잡아당기는 동작으로 좌우 견갑골의 높이와
위치 균형을 바로잡아 줍니다.

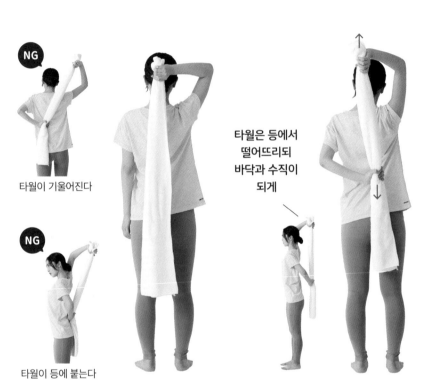

NG

타월이 기울어진다

NG

타월이 등에 붙는다

타월은 등에서
떨어뜨리되
바닥과 수직이
되게

1 등 뒤에서 타월을 잡는다

다리를 어깨너비로 벌리고 선 다음, 타월의 끝을 잡은 오른손을 뒤통수 높이에 위치시킨다. 타월은 바닥을 향해 늘어뜨린 모양이 된다.

2 타월을 양손으로 잡아당긴다

왼손을 등 뒤로 돌려 허리 높이에서 타월을 잡는다. 오른손은 위로, 왼손은 아래로 잡아당기며 10초간 유지한다. 3회 반복한다. 손의 위치를 바꾸어 같은 방법으로 실시한다.

견갑골 주위 근육 유연하게 해주는 견갑골 스트레칭

견갑골을 움직여서 그 주위 근육을 유연하게 만들어주는 동작입니다.
등 뒤의 세로 근육을 수축시키고, 동작이 덜컥거리는 현상도 해소해 주지요.

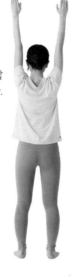

1 똑바로 서서 양팔을 머리 위로

다리를 어깨너비로 벌리고 서서 자세를 잡은 다음, 양팔을 똑바로 머리 위로 뻗는다. 손바닥과 시선은 정면을 향한다.

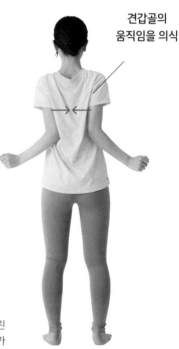

견갑골의 움직임을 의식

2 팔꿈치를 몸 옆으로 내린다

양쪽 팔꿈치를 구부려 몸의 측면으로 내린다. 팔꿈치와 손바닥이 몸보다 앞으로 나가지 않도록 주의한다. 어깨 힘은 뺀다.

3 견갑골을 등의 중앙으로 모은다

좌우 견갑골로 척추를 죈다는 느낌으로 팔꿈치를 몸에 밀착시킨다. 팔이 몸 앞으로 나오지 않도록 주의한다. 10회 반복한다.

워킹은 오감을 자극하므로 뇌와 정신력까지 단련된다

워킹을 하면 생각이 정리되고 기분이 상쾌해진다고 느끼는 사람이 많지요. 워킹은 '마음과 뇌에 모두 좋다'는 사실이 의학적으로 증명되어 있습니다. 우리 몸에는 자율신경이라는 신경이 있습니다.

자율신경은 긴장 상태일 때 활발해지는 교감신경과 이완 상태일 때 작용하는 부교감신경으로 구성되는데, 이 둘이 균형을 이루어야 심신이 양호한 상태를 유지할 수 있어요. 그 균형이 무너지면 컨디션이 흐트러지고 조바심이 나거나 우울감을 느낄 수 있습니다. 워킹을 하면 이런 자율신경의 균형을 바로잡아 주는 효과가 있습니다.

또 오감을 모두 자극하는 것도 워킹의 장점이지요. 그래서 뇌의 활성화에도 좋고 자율신경의 균형을 바로잡는 데도 도움이 됩니다. 자연과 거리의 색, 냄새, 소리, 촉감 등을 모두 느끼면서 걸어보세요.

워킹은 '오감'을 모두 자극할 수 있다

시각

위치를 바꾸면 그때마다 달라지는 경치가 눈에 들어옵니다. 익숙한 경치 속에서 계절 식물을 발견할 수도 있습니다. 평소 다니지 않던 길을 산책해 보는 건 어떨까요?

청각

새 소리, 나뭇가지와 풀이 흔들리는 소리, 땅을 밟는 소리. 바람의 방향과 세기가 바뀌고, 걷는 속도만 조금 달리해도 소리는 달라집니다. 수많은 소리에 귀를 기울여보세요.

후각

나무와 풀의 향기, 바다와 강의 냄새, 식당에서 풍기는 음식 냄새…… 모든 장소에는 냄새가 가득합니다. 숨을 깊게 쉬면서 냄새를 맡아보세요.

촉각

나무와 풀을 만지고, 신발 밑창으로 땅을 느끼고, 피부로 햇볕의 열기와 공기의 습도를 느껴보세요. 집 안에서는 못 느끼는 섬세한 감촉을 접할 수 있을 거예요.

미각

평소 아무 감동 없이 먹고, 마시던 밥과 물도 워킹을 마친 후에는 미각이 활성화되어 훨씬 맛있게 느껴집니다.

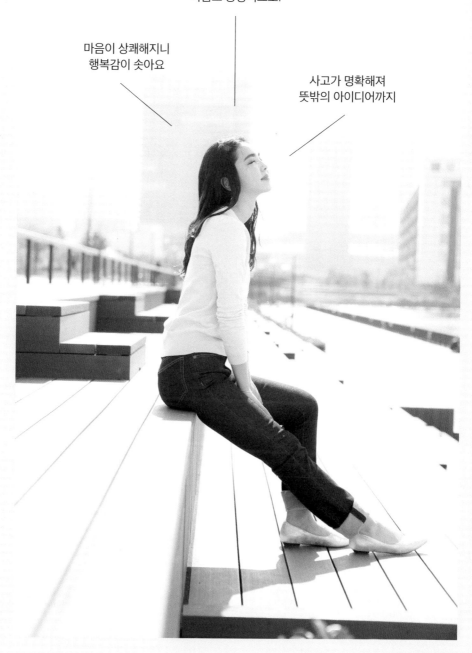

우울한 기분이 사라져
마음도 긍정적으로!

마음이 상쾌해지니
행복감이 솟아요

사고가 명확해져
뜻밖의 아이디어까지

6장

피로를 풀어 내일도 걷고 싶게 만드는

워킹 후
발과 다리 케어

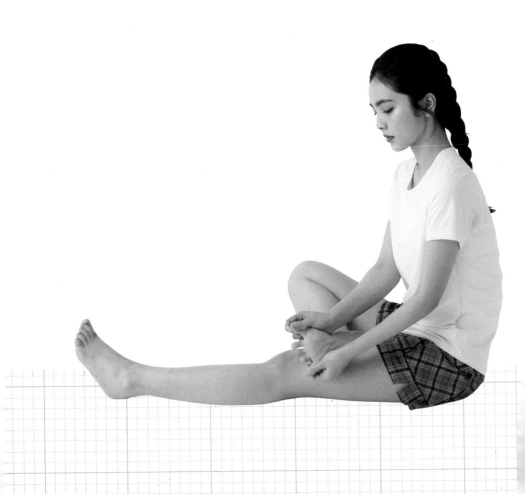

워킹으로 다이어트 효과를 얻으려면 워킹과 케어를 세트로 진행하는 것이 중요합니다. 발과 다리에는 예상외로 큰 부하가 걸리니까요. 오늘의 피로는 오늘 풀어서 내일도 경쾌하게 걸어봅시다.

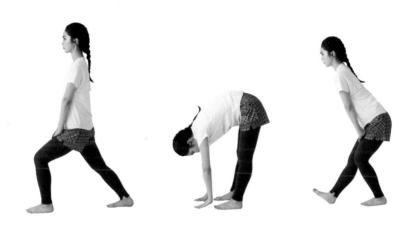

워킹 후 & 샤워 후 케어로
피곤하고 뻐근한 몸을 리셋

워킹은 전신운동이지만, 발과 다리에 부담이 가는 것도 사실입니다. 걷고 나서 다리가 단단해지고 발가락이 아프다면, 워킹이 숙제처럼 느껴질 수도 있어요. 그래서 워킹 후에는 피로를 잘 풀어주는 케어가 중요하지요. 근육을 쓰고 나면 노폐물과 피로 물질이 쌓이기 마련입니다. 걸은 뒤에는 피로를 풀어주는 케어 과정을 빠뜨리지 마세요.

발과 다리를 마사지해주는 것도 중요합니다. 특히 발바닥은 작은 면적으로 몸 전체를 지탱하기에 상당한 부담을 견디는 부위지요. 발바닥과 발가락 주위 근육도 생각보다 많이 굳을 수 있으니 꼭 그날 안에 풀어주세요. 매일 케어하다 보면 발의 컨디션도 습관적으로 점검할 수 있어 좋아요. 또 워킹 동작 하나하나가 조금씩 편해져서 다이어트 효과도 커질 거예요.

(매일 하는 케어)

▼

샤워 후에!

근육이 단단해진 상태에서 마사지를 하면 통증이 생길 수도 있어요. 마사지는 샤워로 몸을 따뜻하게 만들어 조금이라도 근육이 풀린 상태에서 하세요. 보디 크림을 이용하면 피부 마찰을 줄일 수 있어요.

(피로를 남김없이 푸는 케어)

▼

워킹 후에!

걸은 뒤에는 최대한 빨리 스트레칭을 해서 근육을 가볍게 풀어주세요. 워킹과 세트로 진행해서 피로 물질과 노폐물이 쌓이지 않도록 해야 합니다. 오른쪽 페이지에 소개한 세 군데 목 케어법도 잊지 마세요!

워킹 후 뻐근해진
전신의 '목' 풀어주기

케어 시작 전 우리 몸 말단 부근에 있는 세 군데 '목'을 풀어줍니다.
이곳을 풀면 전신의 혈액 순환이 좋아집니다.

1 발목

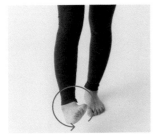

발목을 천천히 돌린다

돌리기 어려운 안쪽보다 바깥쪽을 먼저 돌린다. 발끝으로 큰 원을 그리듯이 바깥쪽으로 10회 돌려준 다음, 안쪽으로 10회 돌린다. 3세트 실시한다.

2 손목

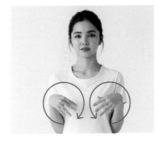

손목을 천천히 돌린다

겨드랑이를 딱 붙인 뒤, 손목에서 불필요한 힘을 뺀다. 손끝으로 크게 원을 그리듯이 바깥쪽부터 10회 돌리고, 이어서 안쪽으로 10회 돌린다. 3세트 실시한다.

3 목

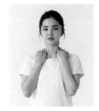 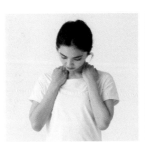 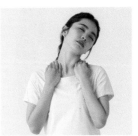

**목 아래쪽에
손을 대고 지지한다**

**앞, 뒤, 옆
순으로 기울인다**

**손을 댄 채
천천히 돌린다**

겨드랑이를 붙이고 손은 쇄골 위, 목 옆에 올린다. 동작 중에 힘이 과하게 들어가 통증이 생기는 것을 막기 위해서 손을 대 힘이 과하게 들어가지 않도록 한다.

손을 댄 채 목을 앞으로 기울였다가 뒤, 좌우로 각각 기울인다. 힘이 과하게 들어가지 않도록 주의한다. 3세트 실시한다.

손은 그대로 댄 채, 힘이 과하게 들어가지 않도록 주의하면서 천천히 목을 돌린다. 오른쪽으로 5회 돌린 다음, 왼쪽으로 5회 돌린다.

큰 근육을 움직여
피로와 부기 풀기

혈액을 잘 돌게 하면 피로와 부기를 부르는 노폐물을 배출할 수 있습니다.
그러려면 큰 근육의 스트레칭이 효과적이지요.

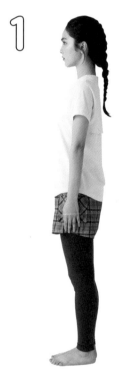

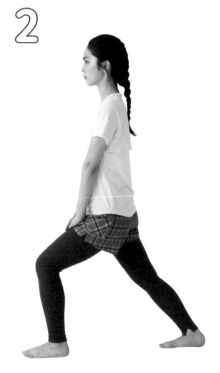

등을 펴고
자세를 잡는다

양발의 엄지발가락을 가지런히 모으고
선다. 등을 펴고 귀, 어깨, 복숭아뼈가 일
직선상에 오도록 자세를 잡는다.

종아리와 아킬레스건을
늘려준다

무릎이 발끝보다 앞으로 나가지 않도록
주의하며 구부린다. 앞쪽 다리에 체중을
싣고 뒤쪽 다리의 종아리와 아킬레스건을
늘려준다. 반대편도 동일하게 실시한다.

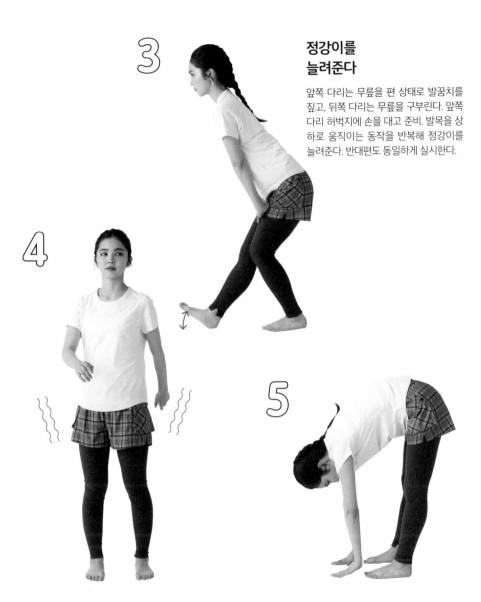

정강이를
늘려준다

앞쪽 다리는 무릎을 편 상태로 발꿈치를 짚고, 뒤쪽 다리는 무릎을 구부린다. 앞쪽 다리 허벅지에 손을 대고 준비. 발목을 상하로 움직이는 동작을 반복해 정강이를 늘려준다. 반대편도 동일하게 실시한다.

힘을 빼고
팔을 흔들어준다

상체를 세운 뒤, 몸에서 힘을 뺀다. 양손을 흔들면서 몸을 좌우로 비틀듯이 흔들어 상체 근육을 풀어준다.

다리를 어깨너비로 벌리고
서서 앞으로 숙인다

다리를 어깨너비로 벌리고 서서 허리를 앞으로 숙인다. 천천히 1의 자세로 돌아간다. 여기까지 따라 하면 근육이 풀려 올바른 자세를 취하기 쉬워진다.

샤워 후의 관리 마사지

온몸을 떠받치는 발과 다리는 매일 케어해 주세요.
발가락을 잘 움직일 수 있고 부기도 빠져서 개운해집니다.

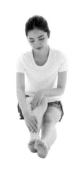

발가락   뿌리부터 발끝까지 잘 풀어준다

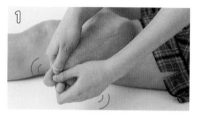

엄지발가락 뿌리를 주무른다. 다른 발가락도 검지부터 새끼 순으로 풀어준다. 3세트 실시한다.

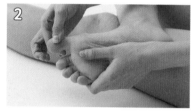

엄지발가락을 뿌리부터 발끝 방향으로 주물러 풀어준다. 다른 발가락도 검지부터 새끼 순으로 풀어준다. 3세트 실시한다.

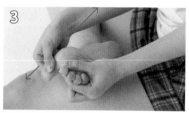

엄지와 검지 사이를 앞뒤로 많이 벌린다. 차례대로 모든 발가락 사이를 벌려준 뒤, 다시 엄지발가락으로 돌아와 3세트 반복한다.

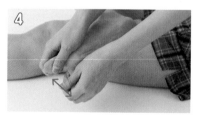

엄지와 검지 사이를 옆으로 많이 벌린다. 차례대로 모든 발가락 사이를 벌려준 뒤, 다시 엄지발가락으로 돌아와 3세트 반복한다.

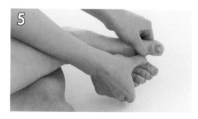

발가락 사이사이를 엄지손가락 바닥으로 눌러 풀어준다. 차례대로 모든 발가락 사이를 눌러준다. 3세트 반복한다.

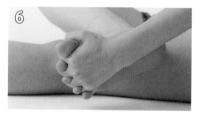

손가락과 발가락을 깍지 낀 다음, 악수하듯 세게 맞잡는다. 10회 반복한다.

발바닥 세로 근육을 따라 세심하게 마사지한다

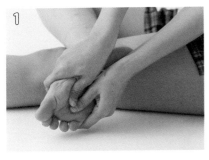

① 양손 엄지손가락을 발바닥에 댄다. 발바닥 중앙을 세로로 접는 느낌으로 발가락 뿌리부터 발꿈치까지 세게 눌러준다. 3회 반복한다.

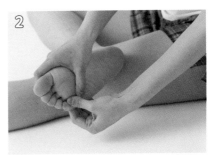

② 새끼발가락 뿌리부터 발꿈치까지 눌러준다. 3회 반복한다.

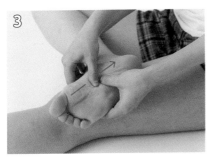

③ 엄지발가락 뿌리부터 발꿈치까지 눌러준다. 3회 반복한다.

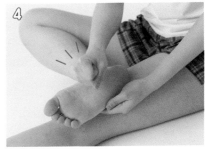

④ 주먹으로 발꿈치를 두드려준다.

발등   세게 주무르지 말고 손바닥으로 쓸어준다

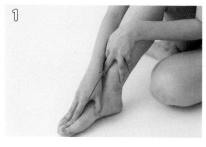

1

발가락에서 발등을 향해 손바닥으로 쓸어준다. 10회 반복한다. 손가락으로 꾹꾹 누르는 등 강한 힘을 가하지 않도록 한다.

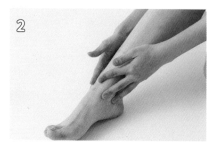

2

발목 바깥쪽과 안쪽에 손을 대고 복숭아뼈 주위를 아래에서 위로 쓸어준다. 10회 반복한다.

종아리, 정강이   주물러서 혈액과 림프액의 흐름을 원활하게 한다

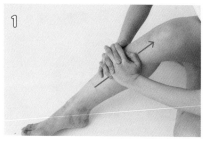

1

양손을 깍지 낀다. 양 손바닥 사이에 정강이를 꽉 끼우듯이 잡고 발목부터 무릎 쪽으로 손을 옮겨가며 마사지한다. 3회 반복한다.

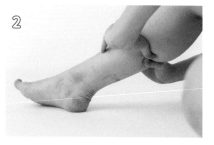

2

종아리를 양손으로 쥐고 중심부에 엄지손가락 바닥을 댄다. 발목부터 무릎 쪽으로 손을 옮겨가며 눌러준다. 3회 반복한다.

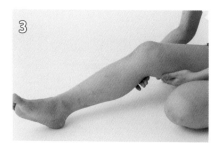

3

양손을 이용해 무릎 뒤쪽의 림프샘을 아래에서 위로 쓸어주어 림프액의 흐름을 촉진한다. 림프샘은 강하게 누르지 말고 부드럽게 쓸어준다. 10회 반복한다.

발에 생긴 문제별 케어법

무지외반증

발가락을 움직일 수 없는, 꽉 끼는 신발을 계속 신은 결과, 엄지발가락 관절이 휜 채 굳어버린 상태를 말한다. 발가락을 움직일 수 있는 신발을 선택하고 발가락 관절을 케어하면 예방할 수 있다.

허벅지 — 꽉 쥐고 자극해서 노폐물을 배출한다

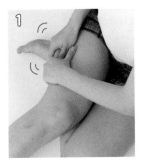

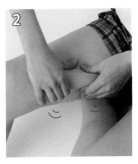

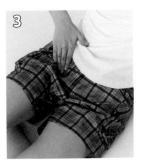

허벅지 바깥쪽을 양손으로 쥔다. 손바닥 전체를 이용해 무릎에서 엉덩이 쪽으로 꾹꾹 주물러 풀어준다. 3회 반복한다.

허벅지 안쪽을 양손으로 쥔다. 손 전체를 이용해 고관절에서 무릎 쪽으로 꾹꾹 주물러 풀어준다. 3회 반복한다.

림프샘이 모여있는 서혜부에 손 끝을 댄다. 바깥쪽에서 안쪽으로 가볍게 문질러 림프액의 흐름을 촉진한다. 10회 반복한다.

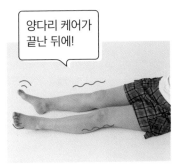

양다리 케어가 끝난 뒤에!

마지막으로 다리를 흔들어 릴랙스

발가락부터 허벅지에 이르는 케어 과정을 다리 한 쪽씩 실시한다. 양쪽의 케어가 끝난 뒤, 마지막으로 다리를 쭉 뻗은 상태에서 흔들어 주면 개운해진다.

굳은살, 티눈

엄지발가락 뿌리와 새끼발가락 뿌리를 잇는 횡아치가 무너지면 뿌리 주위에 부담이 가면서 굳은 살이나 티눈이 생긴다.
발가락 뒤틀림을 바로잡고 아치를 되살리는 것이 개선책이다.

내성 발톱

발톱이 안으로 휘면서 살을 파고 드는 증상. 발톱 깎는 방법이 잘 못되어 발생하는 경우가 많다. 발톱을 직선 모양으로 깎은 뒤, 양 끝의 각진 부분만 살짝 잘라내는 방식으로 예방할 수 있다.

망치 발가락(추상족지증)

발가락 첫 번째 관절이 굽은 상태로 굳은 것을 말한다. 신발이 맞지 않거나 힐을 신었을 때 발이 미끄러지지 않도록 발가락을 구부려서 힘을 주는 등의 동작이 원인일 수 있다.
신발 선택에 주의하고 발가락 케어에도 신경을 써야 한다.

중요한 것은 포기하지 않고 꾸준히 지속하는 것

여러분, 책을 읽고 나니 '다이어트 워킹'을 실천해보고 싶은 마음이 드시나요? '다음 주말엔 걸어 봐야지.' 하고 결심하셨나요, 아니면 귀찮다고 생각하셨나요? 어느 쪽이라도 좋습니다! 어느 쪽이든 여러분의 생각과 느낌이 중요하니까요. 그것도 하나의 변화입니다.

오늘 자신의 모습은 과거의 습관이 빚어낸 결과물입니다. 그리고 그 습관은 스스로 만들 수 있습니다.

제가 소개한 '다이어트 워킹'을 일상에 조금씩 접목해서 습관으로 삼으면, 그 습관이 몸과 마음을 기분 좋게 만들어 줄 거예요. 상쾌한 기분으로 지내는 하루하루가 쌓이면 여러분이 원하는 아름다움도 분명 이룰 수 있을 테고요.

언제 시작할지, 얼마나 자주 할지는 여러분이 정하면 됩니다.

꼭 해야 한다는 부담은 갖지 마세요. 생활 습관이나 체형, 사고방식이 각자 다르듯이 습득 정도와 속도에도 개인차가 있습니다. 때로는 쉴 필요도 있어요. 중요한 것은 포기하지 않고 꾸준히 지속하는 것입니다! 무리하지 말고 즐거운 마음으로 실천하세요.

올바른 자세로 걷고, 올바른 걸음걸이를 통해 꿈꾸는 자기 모습에 다가가 보세요. 기분 좋은 시간을 모으고 모아서 이룬 아름다움은 안에서부터 빛을 발할 것입니다.

타인을 흉내 내는 것이 아닌 나만의 건강한 아름다움이 완성되는 것이지요.

여러분이 등을 곧게 펴고 미소 띤 얼굴로 걷는 모습을 기대해 봅니다.

나가사카 야스코

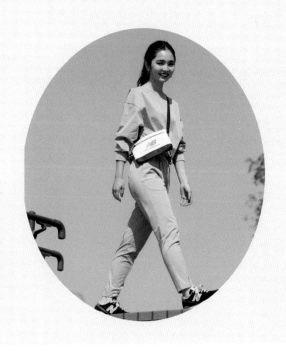

다이어트 워킹

1쇄 펴낸날 2023년 3월 20일

지은이 나가사카 야스코
옮긴이 정문주
펴낸이 정원정, 김자영
편집 홍현숙
디자인 이유진

펴낸곳 즐거운상상
주소 서울시 중구 충무로 13 엘크루메트로시티 1811호
전화 02-706-9452
팩스 02-706-9458
전자우편 happydreampub@naver.com
인스타그램 @happywitches
출판등록 2001년 5월 7일
인쇄 천일문화사

ISBN 979-11-5536-193-1 (13510)

やせる！ ウォーキング
©Yasuko Nagasaka 2022
Originally published in Japan by Shufunotomo Co., Ltd
Translation rights arranged with Shufunotomo Co., Ltd.
Through Botong Agency

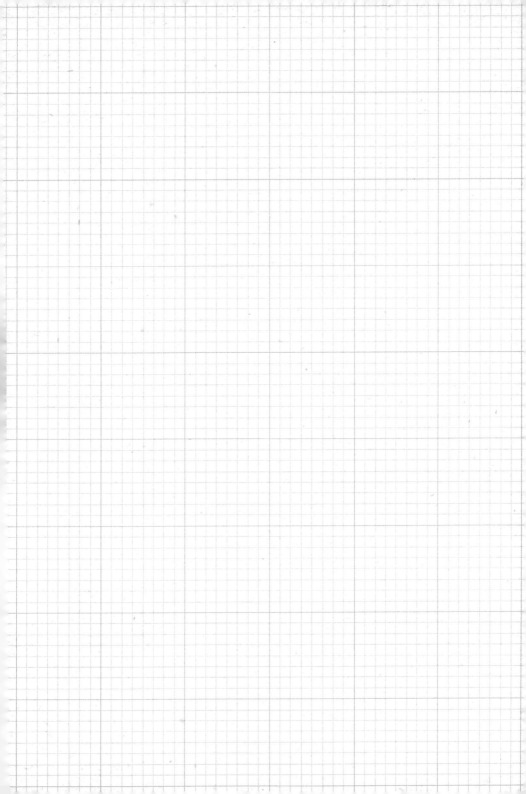

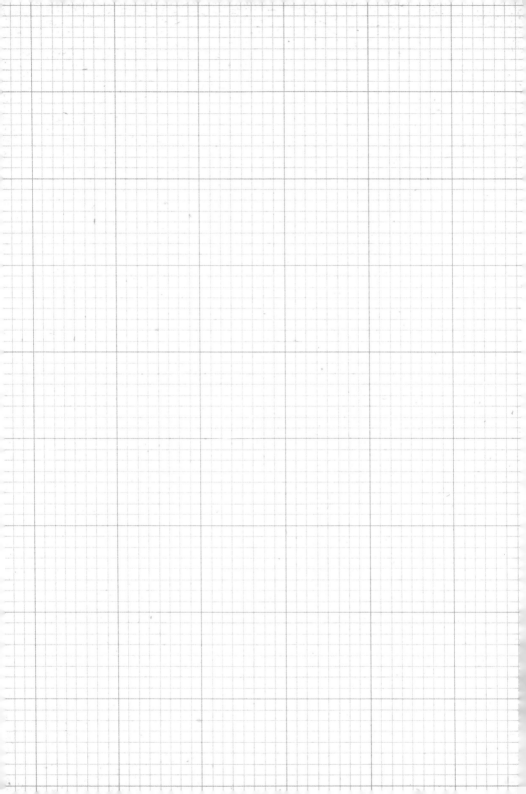